安楽死が合法の国で起こっていること

児玉真美
Kodama Mami

ちくま新書

1759

安楽死が合法の国で起こっていること【目次】

序　章　「安楽死」について

1　「安楽死」への関心の高まり

「あなたがインターネットで書いた記事がSNSで拡散されて、話題になっている」と知人からメールで知らされたのは、2022年の秋だった。ネットで書いた記事……？　はて、どこで書いたっけ……？　ネットで定期的に寄稿しているのは「地域医療ジャーナル」だけど、あれは有料会員限定だし、他は紙媒体にしか書いていない……。戸惑いながらメールに添付された写真を開くと、それはどこかの誰かのツイッターのスクリーンショット（スクショ）だった。なるほど覚えがないのも不思議はなくて、そこでリツイートされているのは2012年にネットジャーナル「シノドス」に掲載された記事「安楽死や医師幇助自殺が合法化された国々で起こっていること」。それなら、確かに書いた。タイトルの通り、ブログでウォッチしてきた海外の安楽死の実態を紹介した。とはいえ10年も前のことだから、具体的な内容まではもう思い出せない。むしろ、うっすらと蘇ってくるのは、記事が公開されてからのザワザワと不穏な気持ち――。

介護関係の雑誌に始めた連載のネタ探しを機に、2007年から障害と医療をめぐる倫理問題をインターネットで追いかけてはブログで紹介するようになった。地味なブログで、訪問者はせいぜい1日2000人程度。どういういきさつだったか「シノドス」に記事を書くことになり、原稿を書いている間は伝えなければと必死だったのに、公開されるや媒体の力で多くの人に読まれていくと、にわかに恐ろしくなった。

実際、SNSでいろんなことを書かれ、やがて心の平安を守るために記事にもSNSにも寄り付かないことに決めた。翌2013年『死の自己決定権のゆくえ――尊厳死・「無益な治療」論・臓器移植』（大月書店）という本を出したこともあって、いつのまにか記事のことは忘れて暮らしていた。その記事が10年も経った今ごろになって自分の知らないところで拡散されているというのは、ちょっと薄気味が悪い。当たり前のことながら10年分未熟だった当時の私が書いたものには、きっと今ならもっと慎重に吟味するだろう不用意な言葉や表現が多々あるだろう。スクショのツイートは「良い記事。必読」と書いてくれているけれど、そういう受け止めばかりではないに違いない。覗きにいくのはやめておくことにした。

ザワめきそうな心をなだめながら、つらつらと考えてみる。そうと知らされてみれば、今ごろになってこの記事が話題になる背景も想像できないわけではない。10年前は、海外の安楽死に関する情報が日本でも少しずつ流れ始めた頃で、安楽死を「苦しまずに死なせてもらうこと」と捉えたうえで「海外では合法化されているのだから、日本でも」という文脈での発信がほとんどだった。実際に安楽死の周辺で起こっていることも安楽死をめぐる議論もはるかに複雑なのに、その詳細は知られないまま「安楽死」への関心が高まることを懸念して、「シノドス」の記事を書いた。

その後も関連情報を拾いながらこの問題を考え続けてきたけれど、この10年間で海外の安楽死の動向には気がかりが増すばかりか、日本でも「安楽死」がさまざまな形で頻繁に立ち現れてくるようになった。

†相模原障害者施設殺傷事件

2016年7月に知的障害者施設で元職員の植松聖が19人を刺殺し、多くの人を傷つけた相模原障害者施設殺傷事件では、事件前に植松が衆議院議長に宛てた手紙の中で、「私の目標は重複障害者の方が家庭内での生活、及び社会的活動が極めて困難な場合、保護者の同意を得て安楽死できる世界」「障害者は不幸を作ることしかできません」と書いていた。世の中に大きな衝撃を与えた一方、ネット上に植松のこうした言葉や行為に賛同する声が多数上がったほか、植松の行為について「ある意味で分かる」と発言した政治家もあった。

「私は安楽死で逝きたい」という言葉が『文藝春秋』誌の表紙に登場したのは、まだ事件の衝撃が冷めやらぬ11月のことだ。脚本家の橋田壽賀子の「歳をとって社会の役に立てなくなったら、安楽死で死にたい」という素朴な思いには多くの共感が寄せられ、その手記は同年の文藝春秋読者賞を受賞。翌2017年には橋田の文春新書『安楽死で死なせてください』が刊行され、さらに賛同を集めた。帯には「人に迷惑を／かける前に／死に方と時期くらい／自分で選びたい」と書かれている。

2019年6月には「NHKスペシャル」（「Nスペ」）が、難病を患う日本人女性のスイスでの医師幇助自殺を密着取材し番組化。姉妹に付き添われてスイスに渡り、自殺幇助クリニックの一室で毒物の点滴ストッパーを自分で外して死に至るまでが、死の瞬間の映像を含めて放送された。

†京都ALS嘱託殺人事件

そして、同2019年11月に起きたのが京都ALS嘱託殺人事件だ。死にたいと望むALS患者の女性とネットで知り合った2人の医師、山本直樹と大久保愉一が金銭で殺害を請け負い、女性の自宅を訪れてわずか20分ほどで胃瘻《いろう》から薬物を注入して殺害し立ち去った。2人は過去に『扱いに困った高齢者を「枯らす」技術』という電子書籍を出版しており、逮捕後まもなく、別の難病女性の診断書をスイスでの医師幇助自殺目的で偽造した余罪が明らかになった。が、苦しんでいる人に寄り添った心温かい医師だと2人を称賛したり、日本でも安楽死を合法化すべきだと主張したりする声は上がり続けた。私には、相模原事件から後、衝撃的な出来事が起こるたびに、人々がその衝撃に心を揺さぶられるまま無防備に「安楽死」という言葉に惹きつけられていくように見えた。

やがて京都の事件の捜査過程で、山本は大久保の指南により医師免許を不正に取得していたことが判明。さらに2人には紛れもない殺人の疑惑が浮上する。精神障害を患って家族に多大な介護負担を強いていた山本容疑者の父親を、母親を含む3人で共謀し、2011年に医療の知識を悪用して殺害したとして2021年5月に2人は殺人容疑で再逮捕、母親も逮捕された。そして2023年2月、父親殺害事件で京都地裁は山本に懲役13年、山本の母親に懲役11年を言い渡した（被告側はともに控訴）。

裁判の過程で明かされた3人のメールの中には、大久保の「点滴にナトリウムをぶち込んだらいい。じわじわ死んでいく。もっと簡単な方法は無色透明な液体洗剤でも注入すること。俺老人は早く死んでほしいとマジで感じる。枯れ木に水の老人医療とはよく言ったものだ」という言葉が含まれている。電子書籍のタイトルとも重なり、高齢者を始末するべき「社会のお荷物」とみなしていたことがうかがわれる。死にたいと望むALSの女性を殺害した行為が、この考え方と無縁であったとは考え難いだろう。

†映画『PLAN 75』の世界

おりしも、この判決の前後に世間を騒がせていたのは、経済学者の成田悠輔による「高齢者は集団自決を」「安楽死の義務化も」などの発言だった。成田の発言は、22年に公開された映画『PLAN 75』（主演：倍賞千恵子、脚本・監督：早川千絵、配給：ハピネットファントム・スタジオ、日本・フランス・フィリピン、カタール合作）とも不気味な符合を見せている。75歳以上の高齢者を対象に安楽死が制度化された日本の近未来。それとなく制度利用を促す仕掛けに満ちた社会で、貧困や社会的孤立から生きづらさを感じる高齢者たちが安楽死へと誘導されていく――。この映画と成田の言葉との符合はただの偶然ではなく、世の中の空気を示唆していると思えてならない。

こうした出来事を眺めながら、ここ数年じわじわと社会の空気が変わってきたことを肌身に感じている。経済状況の悪化と格差の拡大、そこにコロナ禍による社会の閉塞感が重なる中、余裕をなくした社会の人々は社会的弱者への風当たりを強めていく。そんな中で「安楽死」という言葉が使われる文脈もあきらかに変わってきた。

10年前、「安楽死」は、もう救命不能となった終末期の人が耐えがたい痛みに苦しんでいる場合の最後の救済策とイメージされていたが、上記の「安楽死」は、ことごとくそこからかけはなれている。相模原事件の植松の行為は残虐な殺人だし、橋田が書いたのは、命にかかわる病気があるわけではないが生きがいを見いだせない高齢者の自殺願望だった。新書の帯の「人に迷惑をかける前に」という言葉に、健康な多くの人たちが共感を寄せたが、「Nスペ」が取り上げた難病女性や京都の事件で死を望んだALSの女性患者のように介護や支援サービスを使って生活する人たちに、それがどのようなメッセージとして届くかに想像力を働かせる人は少なかった。まして橋田も2人の女性も、死が差し迫った終末期の人ではなかった。さらに大久保や成田の発言が示唆するのは、「社会の負担になる人には安楽死で消えてもらおう」という考え。それを「自己決定の尊重」の装いで覆い隠して制度化したのが『PLAN 75』の世界だ。

†素朴な善意から「安楽死が必要」と言う人たち

もうひとつ、私が気になるのは、「安楽死」という言葉の広がりそのものが、もっと隠微な形で人々の素朴な善意にも影響を及ぼし始めているように思われることだ。先日、私の住む地方のローカルTVが夕方のニュースで、知的障害のある40代の娘を介護する70代の夫婦の老障介護生活を紹介した。親亡き後の受け皿整備の必要を訴える番組構成だったのだけれど、ネットの番組ページに寄せられたコメントを読んで暗澹《あんたん》とした気分になった。老いた身体で介護を担いつつ自分が亡き後の娘の居場所を探す親の姿に心を痛める人たちの中に、「だから日本でもやっぱり安楽死の合法化が必要」と書く人が、思いがけず高い頻度で混じっていた。社会的支援が必要だという番組の訴えに呼応して、善意からであれ、障害のある人自身を社会から消すという問題解決へと簡単に思考を転じる人がこんなにも多いことに、愕然とした。

その人たちは、知的障害のある健康な人を、障害を理由に、本人の意思と無関係に、社会や家族の都合で合法的に「安楽死」させる制度を作ろうと、本気で言っているのだろうか。それは植松聖が考えたのと同じ「安楽死」であること、つまり障害を理由に社会の都合で人を殺そうという主張なのだということに、気づいているのだろうか。気づかないまま「安楽死」をこんなにも安直に「合法化しよう」と口にするナイーブな人たちが、いつのまにかこんなに増えているのだとしたら、それは恐ろしいことではないのか……。

いや、けれど……。もしかしたら海外の安楽死の実態を紹介した10年も前の記事が今さら話題になるというのは、そんな今の社会の空気に危うさを嗅ぎ取っている人が少なくないということでもあるのではないか……。もし、そういう人がまだ沢山いるのであれば、それは日本が『PLAN 75』のような世界へと滑り落ちてしまわないための、かすかな希望なのかもしれない。

10年前、私は「シノドス」の記事を「安楽死について議論する前に、知るべきことがまだたくさんあるのではないか」と問いかけようと書いた。その記事に今この時に共感してくれる人たちがいるなら、私がその人たちに知ってほしいのは、安楽死を合法化した国々で10年前に起こっていたことだけではなく、その後の10年間で世界の安楽死の周辺ではさらに何が起こってきたか、そこにどんな危うさが見え隠れしているのか、ということだ。

それを、この本で書こうと思う。

2 「安楽死」とは何か

最初に、「安楽死」という文言と概念について整理しておきたい。すでに書いたように、巷に「安楽死」という言葉があふれてきた一方で、同じ「安楽死」という言葉が意味しているものが、使う人によってまったく異なっている場面が少なくない。ＳＮＳ等で多くの人が安楽死とはなにかという共通の土台を欠いたチグハグなやり取りを続け、結果として「安楽死」という言葉だけがいたずらに拡散されるのは危険なことだ。

そこで、まず文言と概念の整理をする必要があるのだけれど、とはいえ、すでに定まった国際的な定義があるというわけではない。専門家の間でも解説する人によって「安楽死」の定義は微妙に異なっていたりもする。ここではアカデミックな議論ではないので、安楽死について考えようとする人、ＳＮＳを含めてこの問題に関して何らかの意思表示をする人には、その前に最低限これだけは知っておいてほしいと思う範囲で、ごく基本的な整理をしたい。具体的には「尊厳死」「安楽死」「医師幇助自殺」という文言を中心にそれぞれの違いを説明し、本書の書き分け方を示す。

†「尊厳死」との違い

日本で最も頻繁に混同されているのは、日本で言うところの「尊厳死」と「安楽死」だろう。日本で言うところの「尊厳死」とは、一般的には終末期の人に、それをやらなければ死に至ることが予想される治療や措置を、そうと知ったうえで差し控える（開始しない）、あるいは中止することによって患者を死なせることを指す。たとえば人工呼吸器や胃瘻などの経管栄養また人工透析などの「差し控え（不開始）と中止」が議論となる。それに対して「安楽死」は、医師が薬物を注射して患者を死なせることをいう。

同じ「死なせる」でも、両者の内実は異なっている。前者は、やらなければ死が予想される状態で治療しないことなので、「死ぬに任せる」という言い方をすることもある。後者では、医師が死なせる意図をもって薬物を注射するのだから、こちらは直接的に死に至る行為を医師が行って、つまりは「殺す」ことを意味する。

このように医師が直接的に死を引き起こす行為をするかしないかの違いによって、前者を「消極的安楽死」、後者を「積極的安楽死」と分類することもある。その意味では、どちらも広義には「安楽死」であると考えることもできるし、孕《はら》んでいる問題には現に共通する部分もあるのだが、実態として前者つまり日本で言うところの「尊厳死」は、現在の終末期医療においてすでに選択肢のひとつとされ、日常的に行われている。一方、後者の「安楽死」は現在の日本では基本的に違法と考えられているので、混同しないように注意が必要だ。

†「積極的安楽死」と「医師幇助自殺」

もうひとつ、日本ではほとんど区別されることなく「安楽死」と称されがちなのが「医師幇助自殺」だろう。かつては自殺目的で使用することを前提に医師が処方した薬物を患者自身が飲んで死ぬことを意味していたが、それでは障害のために嚥下《えんげ》能力が低下した人が死ぬことができないという声が上がり、最近は医師が入れた点滴のストッパーを患者が外す、より安楽死に近いやり方も行われている。ただし、患者自身の意思による「自殺」であることの証として、死を引き起こす最後の決定的な行為は患者自身によって行われなければならない。

合法化が先行しているヨーロッパと米国の議論では「安楽死 euthanasia」と「医師幇助自殺 Physician-Assisted Suicide（ＰＡＳ）」とが長く使い分けられていたが、２０１６年にカナダが両者を「医療的臨死介助 Medical Assistance in Dying（ＭＡＩＤ）」という文言で一括して合法化して以降、区別せずに議論する傾向が広まっている。それ以前から、合法化を推進する人たちはAid/Assistance in Dying（ＡＩＤ）、Voluntary Assisted Death/Dying（ＶＡＤ）、Physician-Assisted Death/Dying（ＰＡＤ）など、「（自分の意思により）（医師の）介助を受けて死ぬこと」という捉え方で両者をくくる文言を好む傾向があったが、カナダの合法化以降、メディア等でもそれらが用いられることが多くなっている。

こうした傾向に対して、いくつかの州が医師幇助自殺を合法化している米国では２０１８年に内科医学会の倫理法務委員会から、行為を正確に表現する文言は「医師幇助自殺Physician-Assisted Suicide（ＰＡＳ）」であり、上記のＡＩＤやＰＡＤなど、緩和ケアと混同される可能性のある文言を使うべきではないとの提言が出ている。このように、直接的に死を引き起こす決定的な行為を医師がするのか患者自身が行うかの違いを倫理的に重視する議論もある。

また、「海外では合法化されているのだから日本でも安楽死の合法化を」と主張する人をよく見かけるが、医師幇助自殺のみを合法とし積極的安楽死はなお違法という国や州もあることは知っておきたい。例えば、前述の「Ｎスペ」の難病女性の事例は、スイスの自殺幇助クリニックでの死だった。番組が一貫して「安楽死」と称したために「日本でも安楽死を合法に」との声が一気に広がったが、スイスで容認されているのは医師幇助自殺のみ。「海外の安楽死」としてよく引き合いに出されるスイスだが、かの地では積極的安楽死は今なお違法行為である。

医師幇助自殺も広義には「安楽死」に含められるし、検討すべき倫理問題の多くが両者に共通するため、「安楽死」として両者が包括的に議論されることが多いが、この問題について考えようとする人は少なくとも両者の違いと、論点によっては区別して考える必要があることを知っておくべきだろう。

先に「尊厳死」という文言に「日本でいうところの」と敢えて追記したのは、こうした海外の議論を踏まえると「尊厳死（dying/death with dignity）」という文言をめぐる状況が非常に複雑なためだ。

米国では、医師幇助自殺を最初に合法化したオレゴン州などいくつかの州の法律の名称は「尊厳死法（the Death with Dignity Act）」であり、その意味では米国では「尊厳死」は医師幇助自殺を意味する。ところが、ややこしいことに、「尊厳死」の字面の意味は「尊厳のある死」にすぎないので、積極的安楽死または医師幇助自殺あるいは両方の合法化に向けて活動する人たちが、自分たちが合法化を目指しているものが「尊厳のある死に方をすること」だと強調するために「尊厳死」と表現することがある。この場合、それが指しているものが具体的に何なのかは、個別具体の文脈の中で判断する他はない。

†本書での文言の使い分け

本書では「安楽死」と書く場合には広義に医師幇助自殺と積極的安楽死との両方を含め、特に両者の区別を意識する場合には「医師幇助自殺」と「積極的安楽死」を使い分ける。

カナダの場合、ＭＡＩＤという呼称に同国独自の安楽死に対する姿勢が反映されているので、その特異性を意識する文脈ではＭＡＩＤを用いるが、実際に行われることが他国と違うわけではないので、一般的に言う場合には他国と同様に「安楽死」とする。

上記のＡＩＤ、ＶＡＤ、ＰＡＤなどの曖昧な文言は、誰かの言葉を引用する場合に限定する。

また本書で「尊厳死」と書く場合は、特に追記はなくとも、これ以降は日本で言うところの「尊厳死（消極的安楽死／治療の不開始と中止）」の意味とする。

上の文言と概念の整理の他に、本書の前提をいくつか確認しておきたい。

まず、本書での安楽死をめぐる議論は、安楽死そのものの道徳的是非を云々するものではなく、現在一部の国や地域で行われている、合法的な行為として社会的に制度化された安楽死、またはそのように安楽死を社会的に制度化することをめぐる議論であるということ。

もうひとつは、それら制度化されている「安楽死」には、いくつか共通した前提があるということだ。まず意思決定能力のある人本人の自由な意思決定によるとの原則があること。次に所定の手続きを踏み、所定の基準を満たしたとして承認された人だけに行われること。そして、所定の手順に沿って医療職から提供される手段によること。たとえば、前述のように「障害のある人が家族や社会の負担になっているから日本でも安楽死制度が必要」などと安直なものの言い方をする人が増えているようだけれど、家族や社会の負担になることを理由に、障害の有無や程度を基準にして人を選別し、本人以外の意思によって積極的安楽死で合法的に人を殺害することを認める制度は現在、地球上のどこにも存在しない。人類史上、そうした制度を作って合法的に多くの障害者を殺害したのはナチスのみである。

もちろん、これら3つの前提があることは、それらが現実に担保されていることを保障するものではない。ひとつひとつの前提をめぐって、様々な問題が指摘されてきているのも事実だ。安楽死合法化の世界的な拡がりとともに、それらの前提がなし崩しとなり、安楽死のありようがじりじりと社会のための命の選別と切り捨てへと変質し始めているのではないか――。そんな懸念が拡がっている。本書も、安楽死が合法化されている国々で実際に起こっている出来事に即して、その懸念を考えてみようとするものである。

第一部

安楽死が合法化された国で起こっていること

第一章

安楽死「先進国」の実状

1 世界の概況

私が介護や医療に関する英語情報を読んでブログで紹介するようになった2007年当時、すでに安楽死が合法化されていたのは、米国オレゴン州、オランダ、ベルギーの3か所だった。一方、メディアでしきりに話題となっていたのがスイスの自殺ツーリズム。スイスでは現行法の解釈により、個人的な利益を目的としない限り自殺幇助は容認されており、いくつかの医師幇助自殺支援機関が存在する。その中で、当時は唯一外国人を受け入れていた「ディグニタス」が、世界中から自殺希望者が目指す名所となっていた。特に多かったのは隣国ドイツや英国の人たちで、英語圏のニュースでは英国人の事例が頻繁に報道されていた。また、欧米各国で自殺幇助に関わる様々な事件や訴訟が続いては連日のようにニュースを賑わせ、安楽死合法化を求める議論が大きなうねりとなっていることがうかがわれた。

†2008年から現在

まもなく2008年から2009年にかけて合法化の波がやってくる。2008年に米国ワシントン州で合法化法案が議会を通過。翌2009年に同法が施行されるのと前後してルクセンブルクが合法化を決め、大みそかにはモンタナ州最高裁が医師幇助自殺を合憲とする判決を出した。その後しばらく空いて2013年に米ヴァーモント州が合法化した後、2015年から16年にかけて次の大きな波があった。ほぼ1年の間に米カリフォルニア州、カナダ、豪ヴィクトリア州、米ハワイ州と、それまでで最多の4か所で合法化の決定が相次ぎ、それ以降はほとんどドミノ現象のように続いてきた。2023年5月下旬現在の概況をざっとまとめてみると以下のようになるかと思う。

●積極的安楽死または医師幇助自殺との両方が合法とされている場所

ベルギー、オランダ、ルクセンブルク、コロンビア、カナダ、ニュージーランド、オーストラリア（特別区を除く。またニューサウスウェールズ州の施行は2023年11月28日）、スペイン、ポルトガル。

●医師幇助自殺のみが合法とされている場所

スイス、米国のオレゴン、ワシントン、モンタナ、ヴァーモント、コロラド、カリフォルニア、ハワイ、ニュージャージー、メイン、ニューメキシコの各州とワシントンDC、オーストリア。

新たに法律を作って合法化したところが多いが、決定までのプロセスはそれぞれに多様かつ複雑で、スイスは既存の自殺法等の解釈によって容認、米モンタナ州では最高裁の判断によるなど、合法とみなされる根拠も異なっている。

†その他の国々の動き

フランスでは、マクロン大統領の提唱で立ち上げられた「人生の終わりに関する市民会議」が、調査と議論を経て行われた2023年2月末の投票において安楽死合法化を圧倒的多数により支持した。マクロン大統領はこの結果を受けて4月に、夏までに安楽死を合法化する法案を作ると明言したが、その詳細には触れなかった。また5月末の報道では、デンマークで安楽死合法化を求める市民による5万筆以上の署名が集められ、今後の議会の対応が注目されているとのこと。

近年はイタリア、ペルーなどで個別に訴訟を起こした患者に安楽死が認められる判例が相次いでいたり、ドイツでも商業的な自殺幇助禁止が裁判所によって覆され個人の死ぬ権利が認められた一方で、具体的な法整備はこれからだったりと、この問題をめぐる各国の状況が非常に複雑化している。そのため、「合法化されている」かどうかの判断が微妙になってきた観がある。

このような事情から、２０２３年5月下旬現在、安楽死が合法化されていると考えられるのは少なくとも上記に列挙した22か所と言うのが正しいだろう。それでも16年末には11か所だったことを思うと、過去7年足らずで倍増しており、いかに加速しているかが分かる。現在も、世界の各地で同時多発的に合法化法案が議会に提出されたり、合法化を求める訴訟が起こされたりしており、今後も加速度的に増えていくことが予想される。

†それぞれの違い

なお、合法化されたプロセスや合法とされる根拠のほか、安楽死が認められる要件もそれぞれ異なっている。大きな違いのひとつとして、上記のうち法律が定める対象者が終末期の人に限定されているのは、少なくとも米国の各州とワシントンDC、ニュージーランドとオーストラリア。ただしオーストラリアでは州によって要件が異なっており、一般の人の場合は余命6か月だがALSなど進行性の神経疾患の人の場合には12か月とする州もあれば、すべての人で余命12か月とするところもある。また、自力で薬を飲める人は医師幇助自殺、自力で飲み込む身体能力がない人に限って積極的安楽死が認められる州もあれば、誰でもどちらかを選択可能な州もある。この点では、2016年のヴィクトリア州を皮切りに順次全州が合法化していくにつれ、新たに合法化するところでは要件が少しずつ緩くなっていく傾向がみられた。対象者要件の他にも、例えば医療サイドから安楽死の話題を持ち出すことを禁じる他州と違い、2021年に合法化したクイーンズランド州は医療サイドから話題を持ち出すことを認めた。

またひとつの国の中でも要件の急速な緩和が顕著な国としてカナダがある。カナダは2016年に合法化した際には「死が合理的に予見可能」すなわち終末期で「本人が許容できると考える状況下では軽減不能な」耐えがたい苦痛のある人に限定されていたが、2021年にカナダ政府は「死が合理的に予見可能」の要件を撤廃し、障害や不治の病がある人にも安楽死への道を開いた（終末期の人は手続き期間が短いためFast Trackあるいは Track One、新たに対象となった非終末期の人はTrack Twoと称される）。この時、精神障害や精神的苦痛のみを理由に安楽死を希望する人については、十分なセーフガードを設けるべく追加の議論が必要として2年間の猶予を置くことが決まった。期限を迎えた23年春、さらに慎重な議論が必要として再度1年の延期が決まったところだ。

これらの国々のうち、特異な状況にあるスイスと、世界で初めて積極的安楽死を合法化し、その後も最先端を走り続けているオランダとベルギー、合法化では後発でありながら短期間にラディカルな変貌を遂げつつあるカナダで何が起こっているか、世界の安楽死のいわば「先進国」の実情を次の項で見ていきたい。

2 スイスの自殺ツーリズム

†ラディカルになっていく自殺ツーリズム

スイスは安楽死が合法とされている場所の中でも特異な状況にある。これまでも述べてきたように、旧来の自殺法等の解釈により個人的な利益目的でなければ自殺幇助は違法とみなされないため、1982年に設立された「エグジット」など、スイス国民と1年以上同国在住の人を対象にした医師幇助自殺機関が合法的に活動している。それらの機関を利用して自殺した人は1998年には43人だったが、2009年には300人と11年間でざっと7倍に増加。最近のエグジットのデータでは、2020年にはコロナ禍により2か月ほど活動できなかったものの1982人。活動休止期間を考えると、2009年以降の11年間でさらに7倍近い増加と言ってよい。スイスの総死者数に占める医師幇助自殺者の割合は1・5%。ほぼ3分の1が癌患者で、平均年齢は78・7歳。女性が59%と男性よりも多い。これらの傾向は、おおむね変わっていない。

外国人も受け入れる自殺幇助機関は長らく1998年に設立されたディグニタスのみだったが、2011年に「ライフサークル」、2019年に「ペガソス」ができて、現在は3つ。ディグニタスのみだった時期にも、たとえば事故で全身まひとなり「二級市民」として生きるのは耐えられないと訴えた20代の男性や、「妻を失っては生きていけない」と末期癌の妻と一緒に自殺した健康な高齢男性、社会的な疎外感を抱える健康な高齢女性など、終末期ではない人や健康な人の幇助自殺まで数多く行われていたが、新たな機関が加わるたびにスイスの自殺ツーリズムはさらにラディカルなものとなってきた観がある。

ライフサークルは、ディグニタスに関わっていた医師エリカ・プライシクが独立して立ち上げたもの。プライシクは、2015年にスコットランドでの講演の際に以下のように語っている。

「85歳を過ぎれば生きるのがそれまでより難しくなるというのは誰でも知っていること。体力はないし、関節炎は出てくるし、いろんな病気をたくさん抱えます。脳卒中などで頭の能力が低下する可能性もあります。85歳以上の人が熟慮の末の死にたいというなら、私は邪魔をしたいとは思いません」

このように、高齢で加齢に伴う症状をあれこれと抱え(polypathology といわれる。日本語の定訳はまだない)、命にかかわる病気があるわけではないけど人生はもう完結したと考える人や、将来的に家族の負担になることを案じる高齢者の医師幇助自殺が「理性的自殺」「先制的自殺」などと称され、近年とみに増加している。

†グッダールの自殺とドクター・デス

2018年に世界的に注目されたのが、当時まだ安楽死を合法化していなかった西オーストラリア州在住の元科学者デイヴィッド・グッダール(104歳)の自殺だった。オーストラリアのドクター・デス(Dr. Death)ことフィリップ・ニチキの強力な支援を受け、出国前から移動中もメディアに露出しては、重大な病気はなくとも加齢によるQOL(生活の質)の低下が耐えがたいと語り、自国で医師幇助自殺が認められない理不尽と法改正の必要を訴え続けた。世界中が注視する中スイスで記者会見を開いて、翌日にライフサークルで自殺。オーストラリア出発前から常にニチキが傍に付き添い、部屋に入って最後の書類に署名するまでが取材クルーによって撮影されてニュース映像として流された（このように、ごく先鋭的な欧米の安楽死推進派ですら、実際の幇助プロセス、まして死の瞬間の映像を撮らせることは控えているので、「Nスペ」がライフサークルでの日本人女性の幇助の実際ばかりか死の瞬間の映像まで流したことは私には衝撃だった）。

ニチキは自国オーストラリアで安楽死推進団体「エグジット・インターナショナル」を立ち上げた人物で、死にたいと望む人は誰でも死ねるべきだとの持論の持ち主。最近では「3Dプリンタで手軽に作成できて、誰でもいつでもどこでも苦しまずに死ねる。そのまま棺桶にもなる」という謳い文句でカプセル型自殺装置を考案して、世の中を騒がせた。世界各地でセミナーを開いては自殺方法を指南するなど、過激な活動や実際の幇助事例により自国で医師免許を剥奪されて、近年はオランダに拠点を移している。

彼がグッダールの自殺の一切を取り仕切った翌2019年にスイスで立ち上げられたのがペガソス。ニチキとも繋《つな》がりがあると言われ、スイスで外国人にも医師幇助自殺を提供する最もラディカルな機関だ。HPには「健康状態にかかわりなく、自分の死に方と死に時を選ぶのは健全な精神をもつすべての成人の権利だとペガソスは確信している」とのくだりがある。書類手続きが簡略で基準も緩いため、安楽死の「先進国」であるオランダからもペガソスに赴いて自殺した人もいる。健康だったので、オランダでは安楽死の法的要件を満たさないためだという。

そんな自殺ツーリズムの実態に当局も神経をとがらせて自殺幇助機関の医師たちと攻防を繰り広げているが、スイス医師会も2022年5月に新たなガイドラインを出して医師幇助自殺の規制を強化した。事前に医師が患者と2回会うことや、患者は自分の苦しみが耐えがたいものであることを証明すること、さらにこれらがきちんと記録されることなどを求めた。健康な人への自殺幇助を防ぐのが狙い。法的拘束力はないものの以下のように書かれており、年々件数の増加に伴って対象者が拡大するのみならず、自殺幇助が患者の権利と捉えられ、それが転じて医師の義務とみなされていくことへの強い危惧が感じられる。

……死にゆくことと死の管理における医師の真の役割とは、症状を緩和し、患者を支えることである。医師の責任の中には自殺幇助を申し出ることは含まれないし、また医師には自殺幇助を実施する義務もない。自殺幇助は法的には許されている行為だとしても、患者が権利を訴えられるような医療行為ではない。

3 オランダとベルギー

オランダは2001年、ベルギーは2002年に世界で初めて積極的安楽死を合法化し、両国とも安楽死をめぐる「最先端」であり続けてきた。いずれも安楽死者数は増加傾向にあり、オランダの安楽死者は2018年から毎年6126人（総死者数の4％）、6361人（4・2％）、6938人（4・3％）、2021年には7666人（4・5％）。2022年には前年から14％増の8720人（5・1％）だった。ほとんどは癌患者だったが、そのうち認知症患者は288人で、前年から34％の増加。また多様な症状を抱えた（polypathology）高齢者は329人で、前年から21％の増加。そのうち58人は夫婦揃って安楽死。つまり、2人揃って死んだ夫婦が29組あった。

ベルギーでも2020年に2445人、21年に2699人、22年に2966人と、約1割ずつ増加してきている。2022年に安楽死者が総死者数に占める割合は2・5％だった。約7割が70歳以上、4割超が80歳以上。安楽死者数全体の17・3％が終末期ではない人だった。

なお2012年4月に欧州倫理研究所（EIB European Institute of Bioethics）が合法化

から10年間のベルギーの安楽死について実態をとりまとめた報告書で、「医師が細かい法のルールを知らなければ守りようがないし、意図的に違法な安楽死を実施した医師が報告するとも思えない」と医師らが安楽死を適正に報告してない可能性とともに、国家機関によるコントロールが機能していない可能性が指摘されている。

✝機動安楽死チームと「75歳以上なら可」という法案

オランダでは2012年に安楽死に特化したクリニックが誕生し、医師と看護師が車で患者の自宅に派遣される機動安楽死チーム制度が稼働した。国内どこへでも派遣するという。安楽死を希望しても引き受けてくれる医師が見つからないという声が以前から続いていたが、この制度ができてその需要に応えられるようになり、安楽死者が増えたと言われる。

オランダ、ベルギーとも近年スイスと同じく高齢者の「理性的自殺」が増えているが、オランダでは2016年末に、現在の「耐え難い苦痛がある」という要件を満たさなくとも75歳以上の高齢者が冷静に熟慮したうえで死にたいと望む場合には安楽死を認める法案が議会に提出された。法案は翌年に潰えたが、その後に安楽死のルール（Code of Practice）が改訂され、「ある苦痛を耐えがたいと感じるかどうかは主観的なものであり、老化に伴う小さな問題が重なっている状態であっても改善の見込みなく耐えがたい苦痛と感じる人もいるので、医師は患者の身になって検討すべき」というくだりは、高齢者の「理性的自殺」の容認ではないかと取りざたされた。2020年にも同様の法案が議会に出されており、今なお法改正は実現されていないものの、高齢者に安楽死を広げようとする動きは今後も続くものと思われる。

2022年に日本の映画『PLAN 75』が話題になった際、75歳以上の高齢者に国が安楽死をサービスとして提供する制度について、多くの人がリアリティの薄いSFまがいの設定と受け止めたようだが、オランダではすでにそれが現実の法案となっている事実をどれだけの人が知っているだろうか。

†精神障害者等への拡大とティネ・ニース訴訟

安楽死者の増加とともに対象者が終末期の人から認知症患者、精神／発達／知的障害者や精神的苦痛のみを理由にした安楽死へと拡大してきたのも、共通して見られる傾向だ。両国とも法的要件である「耐えがたい苦痛」が身体的な苦痛に限定されていないため、衝撃的な事例がいくつも話題になってきた。

ベルギーではたとえば、40代の生まれつき耳の聞こえない双子の男性が近く失明すると分かって、2人揃って病院で安楽死（2012）。複雑な成育歴を背負い精神疾患に苦しむ人（44歳）が性転換手術の失敗を苦に安楽死（2012）。85歳の女性が娘を亡くした3か月後に悲嘆に耐えかねて安楽死（2015）ほか、必ずしも高齢でなくても社会的孤立や人生の様々な苦しみに耐えかねて自殺する人の事例も出てきている。

近年大きな話題となったのは、精神障害と発達障害のあるティネ・ニースの安楽死をめぐって家族が起こした訴訟だった。ティネは2010年4月の安楽死当時38歳。DV被害と中絶、売春を経験しており、自殺未遂を繰り返してきた。耐え難い精神的な苦痛を認められ、両親と姉妹ふたりに看取られての安楽死だった。が、承認プロセスにも当日の実行医の不手際にも不信を募らせた家族がその後、実行医と承認書類に署名した2人の医師（家庭医と精神科医）に違法な行為があったとして訴えた。

中でも家族が特に問題視したのは、精神科医のギデリーヴ・ティエンポンがティネを自閉症と診断しながら、治療を試みることなく安楽死を承認したことだった。ティエンポンは精神障害者の安楽死推進の最先鋒として有名な医師だ。2015年に書いた論文で精神障害者の安楽死のガイドラインと臨床プロトコル（手順書）の必要を説き、報道でも「ベルギーの精神医療は収容中心で限界があることをわきまえて、死にたいと望む精神障害者は終末期と考えて安楽死させてやるべきだ」などと語っている。また、この論文に掲載されたデータの矛盾から、ベルギー国内の精神障害を理由にした安楽死要請全体の35％から50％をティエンポンひとりが承認していた可能性も指摘されている。

ティネの安楽死では実行医も安楽死推進団体の関係者であり、関わった医師3人のうち2人が極端に推進に偏向した立場だったことになる。障害のある人の安楽死がそのように承認され実行され得るのであれば、ふたりの独立した医師による承認を必要とすることを含め、制度が濫用されないために定められた現行法の様々な手続き要件が本当にセーフガードとして機能しているのか怪しくならないだろうか。

しかし、2020年1月の判決は「善意から、つまり『誠意をもって』安楽死を行っているのだから……殺人はあり得ない」として医師3人とも無罪だった。

†オランダの「コーヒー事件」

ベルギーでティネの訴訟が進行していた同時期にオランダで注目を集めていたのが、認知症の高齢女性をめぐって合法化以降初めて安楽死を実施した医師が起訴された「コーヒー事件」だった。女性は認知症と診断された際に、重症化して家族のことが分からなくなったり施設で暮らすことになったりするなら安楽死を望むと、あらかじめ書面で意思表示をしていた（「事前指示書」という）。その4年後、実際に施設に入ってからの意思確認にはどちらともはっきりしない反応を見せていたが、施設の医師は入所からわずか7週間で安楽死を実施。当日はコーヒーに鎮静剤を混入し、点滴の際に目覚めて抵抗するそぶりを見せると、家族に押さえさせて続行した。

ただし、この事件で医師が起訴された背景には、個別の事例を超えた論争がある。もともと認知症患者の安楽死は意思確認の難しさの点から世界中で倫理論争が続いてきた。オランダでは認知症患者の安楽死増加と共に、致死薬を注射する前に鎮静剤が使われる事例が増えていることが調査で明らかとなり、この調査結果を憂慮した200人を超える医師たちから、事前指示書によって認知症の人を安楽死させることに反対する公開書簡が出された。そんな中で問題となったのが「コーヒー事件」だったのである。医師の起訴はその行為の違法性を問うというよりも、事前指示書がある認知症患者にどこまで本人の意思確認をする必要があるか、医師の法的権限の明確化を狙って裁判に持ち込まれた、という意味合いだったようだ。

2019年9月の判決は、あくまでも善意からの行為だったとして医師は無罪。事前指示書がある認知症患者の場合、医師は然るべき手順を守っている限り、安楽死実施の際に本人意思を確認する必要はないという法的判断が示されたことになる。また、この判決を機に、安楽死実施時に不穏になることが予想される人には、事前に飲食物に鎮静剤を混入して摂らせることも認められつつある。

いずれの国でも認知症患者、精神／発達／知的障害者、精神的苦痛のみを理由にした安楽死が増えている中、それらの人では判断が微妙で難しいとして医師らの間では慎重論も根強いが、これらの判決は法的なハードルを大きく下げたといってよいだろう。

†子どもへと拡大する安楽死

ちなみに、ベルギーは2014年にそれまでの年齢制限を撤廃し、意思決定能力があること、終末期で耐えがたい身体的な苦痛があることを条件に子どもにも安楽死を認めた。

オランダは合法化の当初より12歳以上には安楽死が可能だった（ただし16歳までは親の同意が必要）が、今後すべての年齢で認める方向。なお、オランダでは2004年から1歳未満の重病又は重度障害のある子どもにはすでに親の意思決定により「安楽死」が認められている。フローニンゲンの大学の医師らが作ったプロトコル（手順書）をオランダ小児科学会が追認し、「フローニンゲン・プロトコル」と称されて医療現場の基準となってきたためだ。しかし、明文法でゼロ歳から1歳までの「安楽死」が認められているわけではない。

2023年4月末段階の情報によると、1歳から12歳の子どもへの対象拡大については、オランダ政府は安楽死の法律を改正するのではなく、フローニンゲン・プロトコルの対象年齢を上げることで対応する方針のようだ。ただし、「不治な病気で、緩和ケアの選択肢が十分にないために耐えがたい苦しみがあり、予見可能な将来に死が予測される」子どもに限定。この年齢層の子どもで年間5～10人となることが予測されるという。

4　カナダ

カナダは安楽死の合法化では2016年と後発国でありながら、次々にラディカルな方向に舵を切り続け、今ではベルギー、オランダを抜き去る勢い。ぶっちぎりの「先進国」となっている。

†転換点となったカナダの合法化

カナダではケベック州が先行して2015年に合法化したが、その際に法律の文言として積極的安楽死と医師幇助自殺の両方をひとくくりにMAID（Medical Assistance in Dying）と称し、翌年の合法化でカナダ連邦政府もそれを踏襲した。Medical Assistance in Dyingを平たい日本語にすると「死にゆく際の医療的介助」。しかし、これでは積極的安楽死から緩和ケアまでがひと繫がりのものとして括られてしまう。序章で述べたように、安楽死を推進する立場はそれまでにもＡＩＤ（Assistance in Dying）、ＶＡＤ（Voluntary Assisted Dying）、ＰＡＤ（Physician-Assisted Dying）などの文言を用いることによって、暗に「安楽死は死ぬ時に医療の助けを得ることであり、緩和ケアと変わらない」というメッセージを発信してきたが、カナダは国としてその立場を明瞭に打ち出して安楽死を合法化したといってよいのではないだろうか。

もうひとつ、カナダの合法化がそれ以前に合法化した国や地域よりもラディカルに踏み出した点として、医師だけでなくナース・プラクティショナー（上級看護師）にも安楽死の実施を認めたこと、「耐え難い苦痛」の要件の箇所に「患者本人が許容できると考える条件下では軽減することができない」と付記されていることのふたつを挙げておきたい。後者では、通常の標準治療や緩和ケアで軽減できる苦痛であったとしても、本人がそれらの治療を「許容できない」なら法律の要件を満たすことになる。

これら2点については、その後オーストラリアの各州とニュージーランドが合法化した際にも同じ要件が法文に盛り込まれた（ヴィクトリア州だけは実施者を医師に限定）。この点を含め、カナダの合法化は世界の安楽死の動向をめぐる大きな転換点となったのではないかと私は考えている。

またカナダでは、合法化当時は終末期の人に限定されていた対象者が合法化からわずか5年で非終末期の人へと拡がった。2021年3月の法改正で新たに対象となったのは、不治の重い病気または障害が進行して、本人が許容できる条件下では軽減することができない耐え難い苦しみがある人だが、前述のように2024年には精神障害や精神的な苦痛のみを理由にした安楽死も容認される方向だ。

カナダの安楽死者は2021年の対象者拡大から増加し、保健省のデータによると2021年は2020年から32・4%の急増となった。2021年、2022年にそれぞれ1万人超。2016年の合法化からのMAIDによる死者数は4万人を超え、2021年段階でカナダ全体の死者数の3・3%。どの州でも毎年増加しているが、もともとカナダの一連の動きを強力に牽引してきたケベック州では安楽死者が総死者数に占める割合は5・1%(7%というデータもある)に及ぶ。オランダの直近の割合と並ぶだけでなく、オランダとベルギーでは二十数年間での漸増であるのに対して、ケベックでは2015年から、カナダ全体でも2016年から短期間での急増と言うことができる。

†MAIDの特異性

現在もケベック州内科医学会から障害のある新生児への安楽死を是認しようとの提案が

出たり、認知症など意思表示が困難となることが予測される人には事前指示書でMAIDを可能とする法案が州議会に提出されたり（現行法では実施時に意思確認が必要）と、さらにラディカルな法改正への動きが続いている。この法案が2023年2月に提出された際に同州の高齢者問題大臣が語った言葉が非常に印象的だった。「MAIDは終末期ケアであり、この「ケア」という言葉を私は強調します。MAIDは人々が最後の瞬間までを自分が望むように生きることを可能とするケアなのです」。ここにカナダのMAIDの特異性が如実に顕れている。

オランダやベルギーの安楽死は合法化された当初、もうどうしても救命することができない終末期の人に緩和を尽くしてもなお耐えがたい痛み苦しみがある場合の、最後の例外的な救済手段と捉えられていた。合法化には、すでに公然の秘密として行われていた安楽死に規制をかけ、医師の行為の違法性が阻却される条件を明確にする狙いもあった。その意味では、安楽死は「合法化された」というよりも「非犯罪化された」という方が厳密には正しい。その後の時間経過の中で少しずつ対象者が拡大し、さまざまに安楽死の捉え方が変わってきているのは事実だが、カナダでは最初から安楽死が緩和ケアの一端に位置づけられて、例外的な措置というよりも日常的な終末期医療のひとつの選択肢として合法化されたことになるのではないか。それは、カナダでは法制化の意味合いそのものまでが、例外的に際どい行為をする医師の免責（違法性の阻却）から、患者の権利としての安楽死の容認へと飛躍してしまったことを意味してはいないだろうか。

ケベック州の高齢者問題大臣の発言にもそれはうかがわれるが、２０２０年にも同州の小さな訴訟で印象的な判決が出ている。夫が申請し認められた安楽死を止めようと妻が起こした訴訟で、妻の敗訴を言い渡した判決は「安楽死は、最高裁が合憲と認めて立法府がそれをルール化したものである以上、合法的な医療サービスであり、それを利用するのは個人の権利である」と書いた。「医療サービス」「個人の権利」という言葉が意味深い。

こうしたカナダの先鋭性を「カナダ固有のＭＡＩＤイデオロギー」だと指摘するのは米国国立衛生研究所の生命倫理学者スコット・キムだ。キムは２０２３年２月にカナダの新聞「グローブ・アンド・メール」に寄稿し、「ＭＡＩＤイデオロギー」の特徴は安楽死を当たり前の（ノーマルな）治療とする捉え方と医師が積極的に推進する姿勢のふたつが融合していることだと書いている。

実は先の２０２０年のケベック州の判決では、もうひとつ重大なことが言われている。夫の安楽死が認められるべきでない理由として、妻が主張したのは「夫は終末期ではない（この段階では対象がまだ終末期の人に限定されていた）」、それから「認知症気味なので、その混乱の中で決断したことにすぎない」の２点だった。そこで争点は、①男性の症状が法律の要件を満たしているか、②男性に意思決定能力があるか。最終的に、判決はいずれについても「裁判所には判断する権限はない」とした。症状についても意思決定能力についても、そのアセスメントは法律によって医師の専門性にゆだねられている、という理路だった。

オランダの「コーヒー事件」とベルギーのティネ・ニース訴訟の判決と同じ理路と言ってよいだろう。医師の判断や対応に疑問を抱いた家族が訴える訴訟が最近増えているし、実際にかなり粗雑なことが行われていたりもするが、いったん合法化された国々の安楽死の法的規制では、このように専門性という名のもとに多くが医師の裁量にゆだねられてしまう。そもそも事後的に報告を義務づけている法律の規定も、医師に自己申告を求めているにすぎない。それだけの裁量権を与えられた医師たちがカナダではキムが言うようにＭＡＩＤを「推進する姿勢」を持っているのだとしたら、それはたいそう気がかりなことではないだろうか。

†社会福祉の代替え策にされるＭＡＩＤ

カナダでは近年、医療や福祉を十分に受けられない人たちの安楽死の申請が医師らによって承認される事例が次々に報道されて、問題となっている。実際にＭＡＩＤで死んだ人がいる。報道から3つの事例を紹介したい。

1例目はソフィアという仮名で報じられた51歳の女性。化学物質過敏症（MCS）を患い、救世軍が運営するアパートに住んでいたが、コロナ禍で誰もが家にこもり始めると、換気口から入ってくるタバコやマリファナなどの煙が増え、症状が急速に悪化。カナダには障害のある人に安全で、家賃が手ごろな住まいを助成する福祉制度があるため、友人や支援者、医師らの力も借りて2年間も担当部局に訴え続けたが、かなわなかった。安楽死の要件が緩和されたため自分も対象になると考えて申請したところ、認められて22年2月にMAIDで死去。支援者が寄付を集めていたが、間に合わなかった。友人への最後のメールに書かれていたのは「解決策は見つかりました。もうこれ以上闘うエネルギーはありません」。

ソフィアの安全な住まい探しを支援してきた、ケベック環境医学会の会長であるロヒニ・パリスはメディアの取材に「この人は、助けてほしいと2年間ずっと乞い続けました。あらゆる先に手紙を書き、あらゆる先に電話をかけて、健康的な住まいを求めました。ソフィアは生きたくなかったわけではありません。あのままでは生きられなかったのです」。

同じ病気で同様に困窮してMAIDを申請しながら、友人が集めた寄付が間に合って命拾いした女性もいる。トロント在住の31歳のデニス（仮名）は、難病のほか6年前からは脊髄《せきずい》を傷めて車いす生活となっている。収入は州の障害者手当のみで月に1200ドル程度。ただでさえ貧困ラインを割っているうえにカナダでは住宅不足で家賃が上がった。7年前から助成金の出る住まいを申請し、本人はもちろん支援者と主治医も奔走したが、実質的な対応はされないままだった。

それに比べると、安楽死の申請手続きは驚くほど簡単だったという。幸い、承認を待っている間に支援者のインターネット募金が成功し、一時的にホテルに移ることができた。募金を始めた支援者は「もし住まいの問題と弱者であることがMAIDを求める理由に含まれているとしたら、我々はそこに非常に深刻な倫理問題を抱えています。それなのに政府は、人々に自分自身を方程式から取り除く力を与えている。これでは医療的臨死介助(Medical Assistance in Dying)ではなく政治的臨死介助(Political Assistance in Dying)です」(傍点は筆者)と憤った。

3例目は、ブリティッシュ・コロンビア州在住の30代後半の女性、カット(仮名)。難病のため痛みがひどく、ここ数年は麻薬性鎮痛剤オピオイドを使用している。カナダには専門医が少なく、根治治療を受けるには海外へ行くしかない。生きたいと望んでいるが、前年MAIDを申請し承認されている。

カットに関する報道で私が気になったのは、彼女の安楽死を承認した保険会社の書類にある「患者のカルテは長く、患者のニーズと経済的制約に適した治療の選択肢も介入も他には存在しない」というくだりだ。「本人が許容できると考える条件下では軽減できない」耐え難い痛み苦しみがあることというＭＡＩＤの要件に「苦しみを軽減する手段が経済的に許容できない」ことまで含意されていくと、合法化の際にどれだけの人が予測できただろうか（傍点は筆者）。

ソフィアの事例を報道で知り、連名で連邦政府の障害のある人の住まいを担当する部署に書簡を送った４人の医師たちがいた。ソフィアの症状は空気のきれいな環境に移ることで軽減されたはずだと述べて「われわれは医師として、この状況にＭＡＩＤ以外の解決策が提案されなかったことを受け入れがたいと考えます」と書いた。デニスの治療に当たっている医師のリイナ・ブレイもメディアの取材に「社会はこうした患者を裏切っています。ＭＡＩＤが提供している、この非常に安直な問題解決をストップし、これらの人々に必要なのは支援だと社会が認識し始めることを望みます」とコメントした。

彼らのように、難病や障害ゆえに生きづらさを抱える患者のそばに寄り添い、適切な支援を求めて八方手を尽くし奔走する医師たちがいる。支援があれば生きられる人に安楽死の要請が認められたことを憤る医師たちだ。その一方に、こうした患者たちからの安楽死の要請を専門性の名のもとに簡単に承認してしまう医師たちもいる。

2019年4月にカナダを公式訪問して聞き取り調査等を行った国連の障害者の人権に関する特別報告者は、「施設や病院にいる障害者にMAIDへの圧力がかかっている、また医師らが障害者の安楽死を公式に報告していないとの気がかりな報告が届いている」と報告書に書いた。

†コロナ禍で増える高齢者の安楽死希望

ちなみに、安楽死が合法化されている国々では、コロナ禍での生活制限を苦に安楽死を要請する高齢者が増えた。

カナダの退職者ホームで暮らすナンシー・ラッセルは90歳を越えてなお頭脳明晰で活動的な人だったが、第一波での面会禁止で家族や友人に会えなくなり、楽しみにしていた日々の活動も制限された。ついにクラスターの発生で2週間のあいだ自室から出ることすら禁じられると、心身とも参ってしまった。次に同じことが起こったら耐えられないと考えて、安楽死を要請。一度は医師から「あなたはまだ死ぬには早い」と却下されたが、その後健康状態が悪化したために認められて死去した。

多くの高齢者施設では職員不足により入所者のニーズに十分に応えられないところを家族が補ってきた面があり、その家族がコロナ禍により中に入れなくなったためにQOLが下がってストレス要因となっている。施設の閉鎖により孤独や無気力などの拘禁症状を呈する高齢者も増えている。

ラッセルの事例を表に出すように家族に勧めたのは、米国のマウントサイナイ病院の老年科医サミール・シンハだった。コロナ禍での生活制限が耐え難くて安楽死を望む高齢者の増加に心を痛め、「感染予防として取られる数々の制限は、エビデンスを整理してみれば多くの状況下で過度に制約的で、不要な危害をもたらしている」と指摘し、面会や活動の過剰な制限を見直すべきだと提言している。

シンハが言うように、コロナ禍での施設の生活制限を苦に安楽死を要請する高齢者がいるなら、その人たちが死にたいほど苦しいと感じる状況を変える方法はあるはずだろう。その方法を提供できるのは当事者ではない。それならば、死にたいほど苦しいと訴える人に周囲の専門職が考えるべきは「あなたはまだ死ぬには早い」かどうかではなく、なぜこの人は死にたいほどに苦しんでいるのかに目を向けて、その状況を変えるための方法をその人本人やその人の暮らしを支えている人たちとともに模索することだったのではないだろうか。それは生活環境の改善に支援を得られなかったために安楽死に向かわざるを得なかったソフィアやデニスの事例でも同じことだろう。

安楽死という問題解決策が存在することによって、その手前で模索され、尽くされるべき医療や福祉や支援の努力の必要に関係者も社会も目を向けなくなれば、安楽死は耐え難い苦しみを抱えた人への最後の救済手段ではなく、苦しんでいる人を社会から排除する安直な――そして最も安価な――問題解決策となってしまう。

第二章

気がかりな「すべり坂」——線引きは動く

前章で見た安楽死「先進国」の実態については、それぞれの国の内部からも「すべり坂」の懸念が指摘されている。「すべり坂」とは生命倫理学の議論で使われる喩えで、ある方向に足を踏み出すと、そこは足元がすべりやすい坂道になっていて、一歩足をすべらせたら最後どこまでも歯止めなく転がり落ちていくイメージだ。安楽死をめぐる議論では主に、いったん合法化されれば対象者が歯止めなく広がっていくことを指すことが多い。

が、「すべり坂」はそれら「先進国」以外でも、また対象者の拡大以外にも多様な形態で重層的に起こっている。私が最も深刻な「すべり坂」だと考えるのは、安楽死が緩和ケアと混同されたり、緩和ケアの一端に位置付けられたりしていくことだ。

1　緩和ケアとの混同

†例外措置でなくなっていく安楽死

1995年に米国オレゴン州、2001年にオランダ、2002年にベルギーで相次いで合法化された当初、安楽死については、もはや救命がかなわない患者にどうしても緩和不能な耐えがたい苦痛がある場合の最後の例外的な救済措置という捉え方がされていた。しかも進んで「合法化」したというよりも、一定の条件によって際どい行為をする医師を免責し「非犯罪化」したという表現の方が厳密には正しい。

ところが安楽死が可能となる場所が地球上に増えていくにつれて、だんだんと安楽死は「例外的措置」とは見なされなくなっていく。カナダについては前章で詳述したが、カナダほどあからさまでないにせよ、他の国や州でも少しずつ安楽死が緩和ケアと混同されたり、緩和ケアの一端と捉えられたりしている観がある。

ベルギーの医療職を中心に9人が、安楽死をめぐって医療現場で何が起こっているかを詳述した共著が2021年に"*Euthanasia: Searching for the Full Story: Experiences and*

Insights of Belgian Doctors and Nurses”（以下『Euthanasia』）として英訳された。編者は、医師のティモシー・デヴォス。鳥取大学医学部の宗教学者である安藤泰至、小児緩和ケア医（西南女学院大学教授）の笹月桃子に児玉も参加して翻訳作業と補論の執筆がほとんど終わり、近く日本語版が刊行される見通しとなっている。詳細は刊行後に読んでもらいたいのだけれど、この本の中で著者らが最も大きな懸念とともに繰り返し嘆いているのは、医療現場で安楽死と緩和ケアが混同されている実態である。

同書第1章「すべり坂症候群」の著者で、緩和ケアチームで長く働き、緩和ケアの教育にも携わってきた看護師、エリック・フェルメールは、2002年にオランダがベルギーの医師らに提供し始めた安楽死の研修講座が好評を博し、それが緩和ケアの技術研修を衰退させた結果、「緩和ケアの研修をろくに受けていない多くの医師は、身体的あるいは精神的な苦痛の症状が従来の治療では押さえられないと見るや、安楽死が唯一の解決策だと早々と結論を出した」と立腹している。

彼は緩和ケアの目的を「身体的、心理的な症状、家族関係に起因していたり、あるいはスピリチュアルな原因があったりする症状に対して、それぞれに応じた管理をすること」と定義し、「計画的に死へのプロセスを進める安楽死と緩和ケアとは明確に区別する必要がある」と主張する。

†患者心理に潜むパラドックス

フェルメールが書いている、転移した乳癌でとても苦しんでいる女性のエピソードが印象深い。朝食を運んで行ったフェルメールに女性は「死にたい」と訴えた。そして、そのすぐ後に「私のオレンジジュースにビタミンBは入れてくれたかしら?」と問うた。人の心にはこんなパラドックスが潜んでいる。

フランスとベルギーで緩和ケアに携わってきた医師のリヴカ・カープラスも「安楽死は生を改善しない。安楽死は死を与えて生を終わらせるものだ」と、緩和ケアと区別する必要を説く。安楽死を望む人は「生きるより死ぬ方がよいと言っているわけではなく、この状況下で生きているよりも死んだほうが良いと言っている」のであり「安楽死を求める人々が本当に死にたいと望んでいると思い込むことには、私たちは警戒しておく必要がある」からだ。

この本の著者らが繰り返し強調する安楽死と緩和ケアの違いを最も分かりやすく語っているのは、フランソワ・トルフィンによる第9章の以下のくだりだろう。なおトルフィンは、ベルギー国内ドイツ語圏の看護師組織の副会長である。

人生の終わりにいる人は、とても高い崖の端に立っている人のようなものです。下を見ると、海の波が岩に打ち寄せているのが見える。彼らは、自分がまもなく固い地面から海に入らなければならないことを知っています。安楽死を求める人は、自分から飛び込む勇気はない。高すぎるし、どうやって下に降りればいいのかもわからない。そこで、医師に背中を押してもらい、飛び込むのを手伝ってもらうのです。緩和ケアでは、患者を崖から突き落とすのではなく、手を引いて海岸沿いの道を岸まで下りていくのです。緩和ケアとは、時間をかけてその人に合った道を探し、その道をずっと一緒に歩いていくこと、そして、その道を一緒に歩くために必要な時間を、彼らの身近にいる最愛の人たちに与えることです。もちろん、急な坂道もありますが、用心深く慎重に歩みを進めることで、患者も家族も、安心して旅立てる海岸にたどり着けます。

私自身もこれまでの書き物において数々の「すべり坂」を指摘しながら、安楽死が緩和ケアと混同されることを最も深刻な「すべり坂」だと考えてきた。それによって医療専門職が患者や患者の苦しみと向き合う姿勢、ひいては医療のありようそのものが根本から変わってしまうことを恐れるからだ。これについては、また後の章で改めて考えてみたい。

2　対象者の拡大と指標の変化

†対象者の拡大

これまでの内容から明らかなように、安楽死の合法化が世界的に広がりを見せるにつれて、その対象者は終末期の人から認知症患者、難病患者や重度障害者、精神／知的／発達障害者、高齢者、病気の子どもへと拡がっている。また、少なくともベルギー、カナダ、スイスでは囚人にも本人からの要請によって安楽死が行われている。

私たちはあくまでも終末期で耐えがたい痛みがある人への例外的な救済策として安楽死を合法化したはずだったのに、人々が安楽死を望む理由は終末期の病気から心理的な理由へと広がり、対象者は認知症や慢性病の人へ、すなわちもともと自殺率が高いと言われる人たちへと際限なく広がってきた。

このように繰り返し嘆いては「オランダでは「すべり坂」が起きた」「同じ轍《てつ》を踏む

な」と他国に警鐘を鳴らし続けているのは、オランダの生命倫理学者テオ・ボウアだ。かつて同国の合法化に尽力し、2005年から2014年まで安楽死審査委員会の委員を務めたが、件数の増加と共に安楽死の理由が拡大してきたことで考えを改めたという。ボウアは安楽死に何らかの形で関わった経験のある40人への聞き取り調査の結果をもとに22年に出版した著書『安楽死とともに生きる *Leven Met Euthanasia*（*Living with Euthanasia*）』では、「オランダの安楽死は、ひどい苦痛を回避するための最後の手段から、ひどい人生を回避するための方法となってしまった」と書いている。

ボウアのこの分析を真逆の立場から裏付けているのは、2020年の安楽死者の急増（前年から9％増）と最多記録更新について、統計発表時に安楽死審査委員長のジェロン・ルコートが語った言葉かもしれない。

「これらのデータは、より大きな発展の一部です。安楽死を耐えがたい苦痛への解決策と考える世代が増えてきました。是正不能な苦痛がある場合に安楽死が選択肢となると思えると、大きな安心となります」

ルコートが示唆するように、安楽死という選択肢があることが安心となって自殺者が減ると主張されることがあるが、ボウアによるとオランダの自殺者は２００７年の１３５３人から２０１９年には１８１１人と34％近く増加している。死ぬことが問題解決の方法として社会に認知されてきたからではないかというボウアの推測は、ルコートの発言をそのまま陰画に転じたかのようだ。

２０２２年2月に英国の研究者が精神医療倫理ジャーナルのウェブ版に掲載した論文でも、ヨーロッパで積極的安楽死または医師幇助自殺を合法化している国々の自殺者のデータを、合法化していない近隣のそれと比較したところ、自殺者は減っておらず横ばいか、むしろ増えているとのこと。

†「救命可能性」から「QOL」へ指標の変化

医師幇助自殺の対象者が終末期の人に限定されている米国でも、精神障害等を理由にした自殺が暗黙裡に容認されているのではないかという疑問が以前から繰り返し呈されてきた。医師幇助自殺を合法化した州では、患者の要請に精神的障害による希死念慮が疑われる場合には精神科医に紹介するよう求められているが、実際に紹介される事例は非常に少ない。例えばオレゴン州の２０２２年の医師幇助自殺者は前年から17％増えて２７８人と、ここでもオランダ、ベルギー、カナダと同じく過去最多が更新されたが、精神科医に紹介された事例はわずか3件のみだった。また、米国の医師幇助自殺でもベルギーのティエンポンのように、ごく少数の医師が多数の致死薬の処方箋を書いている実態が指摘されている。

米国では、合法化した各州が取りまとめる年次報告のデータから、致死薬を要請する人たちが医師幇助自殺を望む主たる理由が実は耐え難い苦痛ではないことが確認されている。例えば、オレゴン州の2021年のデータでは、医師幇助自殺で死んだ終末期の人たちの93%が「自律の喪失」、92%が「人生を楽しいものにする活動ができにくくなったこと」、68%が「尊厳の喪失」、54%が「家族、友人などのケアラーへの負担」を選択。「不適切な疼痛コントロールまたはその心配」を選択した人は27%のみだった。

気になるのは、安楽死の対象者が終末期の人から障害のある人へと拡大していくにつれ、安楽死が容認されるための指標が「救命できるかどうか」から「QOLの低さ」へと変質していると思えることだ。当初は「もうどう手を尽くしても救命することができない」ことと「耐えがたい苦痛がある」こととが指標だったはずなのに、いつのまにか「QOLが低い」ことが指標となってきている。このように、安楽死の対象者が実態として拡大すると同時に指標が変質していき、安楽死をめぐる議論がそれに影響を受けると、「一定の障害があってQOLが低い生には尊厳がない」「他者のケアに依存して生きることには尊厳がない」という価値観、さらには「そういう状態は生きるに値しない」といった価値観が、社会の人々の間にも医療現場でも浸透し広く共有されていく。そして、その価値観の浸透と暗黙の共有が、さらに様々な形の「すべり坂」を引き起こす大きな要因となっていると感じられてならない。

手続きなど要件の緩和

合法化の際にいったん定められた法的要件が時間経過の中で少しずつ緩和されていく傾向があるのは、対象者だけではない。カナダの2021年の法改正では対象者拡大の他にも、安楽死申請書の署名時の立会人が2人から1人に減らされ、意思確認の慎重を期すために設けられていた申請後10日間の待期期間が終末期の人では廃止されるなど、手続きも緩和された。

米国でも近年オレゴン州やカリフォルニア州、ワシントン州などで、意思確認の慎重を期して医師幇助自殺の複数回の要請の間に設けられていた待機期間が大幅に短縮されたり、求められていた意思確認の回数が減らされるなど、手続きの要件が緩和されている。

コロナ禍を機にリモートによる遠隔診断での要請承認が認められたり、それらの法改正が議論されたりしているのも近年の傾向だが、慎重な意思確認やリモート診察による承認の禁止は、アセスメントが困難な認知症患者や障害者の安楽死が安易に行われないためのセーフガードだったものだ。それらがこのように少しずつなし崩しになっていくことには大きな懸念がある。

誰に実施を認めるかという点についても、オランダ、ベルギーでは積極的安楽死の実施を医師にしか認めていないが、カナダやオーストラリア各州のように後発国の中には医師だけでなくナース・プラクティショナーにも実施を認めたところもある。米国の州の中にも、医師幇助自殺を要請した患者のアセスメントをナース・プラクティショナーや医療アシスタントに認める動きが見られる。また、多くの法律が患者の自律的な意思決定を保障するために医療職の側から安楽死の話題を持ち出すことを禁じている一方で、オーストラリアのクイーンズランド州のように、医療職の側から話を持ち出すことを認めたところもある。

このように、いったん合法化した後に行われる細々とした要件緩和については、合法化が決まった時のような大きなニュースにはならないので知られにくいが、実際には様々な要件の緩和が行われたり、議論されたりしている。しかし、こうしてなし崩し的にされていくそれらの要件は、もともとは弱者に圧をかけないため、濫用《らんよう》を防ぐためのセーフガードとして設けられたことを忘れてはならない。合法化した後でどこかが要件を緩和すれば、後から合法化する国のハードルは下がる。そうしてどこかが後に続くことで、安楽死のいわば「国際的なスタンダード」はじわじわと下がっていく。

オーストラリアのヴィクトリア州では2023年6月以降に合法化以来初めて法律の見直しが予定されているが、州政府は変更を否定する一方で、すでに「うちの州の法律は時代遅れだ」「他の州に比べてアクセスが難しすぎる」という批判とともに、いくつかの要件の緩和を求める声が医師らの間から出ている。安楽死の合法化が世界的に広がり、互いの細かい要件の違いが比較可能となる中、いったん定められた要件が少しずつ緩和されていったり、遅れて合法化するところの要件が緩くなったりすることもまた、現実に起こっている「すべり坂」のひとつといってよいだろう。

2023年2月1日、医学倫理ジャーナルBMCメディカル・エシックス誌のオンライン版に"*Japan should initiate the discussion on voluntary assisted dying legislation now*（日本はVAD法制化に関する議論を今すぐ始めるべきである）"というタイトルの論文が掲載された。主著者は東北大学大学院の医療倫理学者の浅井篤。ヴィクトリア州のVAD法は68項目ものセーフガードを設けた世界で最も安全かつ保守的な法規制だとして、同法を参考にさらに保守的な法律を作れば、日本でも社会的弱者に圧をかけず耐え難い苦しみゆえに死にたいと希望する人たちの願いをかなえることができると説き、それを前提に合法化に向けた議論を始めるべきだと主張するものだ。ヴィクトリア州のセーフガードが実際に世界で最も厳格で安全であるかはともかく、前述のように、そのヴィクトリア州でも要件緩和への圧が高まっているのは皮肉なことだ。

世界のどこであれ、安楽死の合法化に向かう議論で必ず耳にするのは、このように「厳格なセーフガードさえあれば安全な実施が可能であり、弱者に圧がかかることも「すべり坂」が起きることもない」という主張だ。しかし、このように世界で起こっている要件緩和をはじめ、数々の「すべり坂」を広く見渡せば、その主張はあまりにナイーブではないだろうか。

3 「死ぬ権利」という考え方に潜む「すべり坂」

†安楽死は「権利」か

オレゴン州とヴァーモント州では、対象者を州民に限定する要件が撤廃されることが決まり、米国内の「自殺ツーリズム」が懸念されている。オレゴン州で医師幇助自殺の対象者を州民に限定する要件が撤廃されることになったきっかけは、ある訴訟だった。隣のワシントン州との州境に近い町で開業する医師が、安楽死合法化推進ロビー、コンパッション&チョイシズ（C&C）の関係者とともに起こした。ワシントン州でも合法化されているが州境の町には引き受ける医師が少なく、川ひとつ隔てて州が違うだけで医師幇助自殺が可能な人と可能でない人があるのは後者の権利の侵害であり憲法違反だと訴え、認められた。

このように、近年「Aという条件では安楽死が認められているのにBという条件ではできないのは、Bの不利を被る人の権利の侵害だ」と主張する人や訴訟が、安楽死の「すべり坂」を加速させてきた。かつて米国でカリフォルニア州から医師幇助自殺のためにオレゴン州に引っ越した脳腫瘍患者のブリタニー・メイナードの「オレゴンでは可能なのにカリフォルニアではできないのは権利の侵害」という訴えがカリフォルニア州の合法化に大きな影響を与えたし、スイスのライフサークルで自殺した104歳の元科学者グッダールも「自国で合法化されていないためにスイスまで行かなければならないのは権利の侵害だ」と説いて、オーストラリアでの合法化を後押しした。カナダで終末期に限定の要件撤廃のきっかけを作ったのは、ケベック州で重度障害者と難病患者が「終末期に限定した法的要件は制約的すぎて、重度障害者の権利を侵害し憲法違反だ」と訴えた訴訟だった。しかし、こうした論理が通るなら、オランダとベルギーでは認知症患者も精神障害者も発達障害者も知的障害者も安楽死ができるのに、あるいはスイスでは健康な人だって自殺幇助で死ぬことができるのに、他の国に住んでいるからできないのは人権侵害だという論法も成り立つことになりはしないだろうか。

医師がセットした点滴のストッパーを外す、より安楽死に近い方法へと医師幇助自殺の選択肢を拡げたのは、処方された毒物を患者に自身で飲むことを求めるのは「障害のために嚥下できない人への権利の侵害だ」という主張だった。最近カリフォルニア州では、点滴のストッパーを外すことも含めて最後の決定的な行為を本人に求める法的要件は障害のためにそれができない人への差別であるとして、その要件撤廃を求める訴訟が起こされた。医師幇助自殺しか認められていない米国で積極的安楽死への道を開こうとする訴えに他ならない。

このように「Aでは（には）認められていることがBでは（には）認められないのは人権侵害だ」という論理には、AとBがいかようにも置き換え可能であるという罠が潜んでいないだろうか。安楽死を「権利」と捉える考え方それ自体の中に、「すべり坂」が内包されていると言えるのではないか。

†ＶＳＥＤと「自殺する権利」

臨死期に至りすでに身体が受け付けなくなった患者では、栄養と水分の補給を減らしたり中止したりして患者の苦痛を軽減することがある。緩和ケアの手法のひとつとして広く知られているが、この緩和ケアのテクニックが医師幇助自殺の対象者要件を満たさない人たちに自殺の代替え手段として利用されている。自分の意思で飲食を断って死を選ぶ、自発的飲食停止（ＶＳＥＤ：Voluntarily Stopping Eating and Drinking）である。

私がＶＳＥＤについて知ったのは２００８年。米国でＦＥＮ（Final Exit Network）という安楽死合法化ロビー団体の関係者が複数の人に自殺幇助を行ったとして多数の逮捕者が出た事件がきっかけだった。ＦＥＮは当時ホームページで認知症の人たちに向けて、まだ可能な軽症のうちに自発的に飲食をやめて自殺する方法を推奨していた。仰天し、ブログでＶＳＥＤについて追いかけてきた。

現在、米国でＶＳＥＤ推進キャンペーンの中心になっているのは前述のＣ＆Ｃ。すべての州で医師幇助自殺を合法化することを目的に活動し、資金も政治力も豊富な団体だ。日頃から合法化に向けた啓発活動を行うほか、当事者や医療関係者とともに訴訟を起こしては多くの州で合法化や要件の緩和を実現させてきた。

このC&Cが「自分の意思だけで実行することができるので、終末期の人でなくても病気ですらない人でも合法的に自殺することができる。周りの人を犯罪者にする懸念もない」として、医師幇助自殺が合法化された州でも要件を満たさない人や、合法化されていない州の人に対して、VSEDを医師幇助自殺の代替自殺方法として喧伝している。C&Cの職員の中にはニューヨーク州で100人以上のVSEDを手伝ったという70歳(2014年報道時)の元看護師もいる。

とはいえ、飲食を断つことで死に至るには口腔の渇きや体の痛み、せん妄など多くの苦痛を伴い、期間も約2週間かかるため、完遂することは極めて難しい。そこで最近は、VSEDを希望する人の苦痛緩和を引き受ける緩和ケア医や家庭医が登場している。まさに「医師幇助自殺」の別形態だ。しかも、そのまま死に至ることが出来なくても、緩和ケアを受けながらVSEDで衰弱すると、やがて余命6か月以内という医師幇助自殺の要件を満たす段階に至るので、そこで合法的に致死薬の処方を要請することができる。

米国では医師幇助自殺の対象者は法律の上では終末期の人に限定されており、そのため米国では対象者の拡大現象は起きていないと言われることがあるが、この方法であれば本来なら対象とならない人でも――健康な人であっても――合法的に自殺することも、合法的に医師幇助自殺の要件を満たす状態に至ることもできる。

私が初めてVSEDを知って驚愕した2008年にはまだ知られ始めたところだったが、今ではVSEDをめぐって様々な国で議論となり、多くの論文が書かれるようになっている。多くが、安楽死肯定や推進の立場で書かれており、それらはほとんど「どんな人でも自由に自殺できる権利」をめぐる議論と化している。そして、そこでもまた「人々がVSEDという酷い死に方を強いられているのは安楽死が合法化されていないためだ。その権利の侵害をなくすためにも合法化が必要だ」という倒錯した論理が顔を出してきたりしている。

4　日常化に潜む「すべり坂」

†医療現場でルーティンと化す安楽死

ベルギーの安楽死の現場で何が起こっているか、先に紹介したベルギーの医療職らの共著『Euthanasia』が詳細に証言している。実際、この本で著者らが語るベルギーの医療現場の実態は恐ろしい。

安楽死が緩和ケアとしてのルーティン的医療サービスと化した現場では、患者の「死にたい」という言葉は即座に額面通りに受け止められ、医療職はその「意志決定」を「誤った義務感」から実行する。「患者が安楽死を希望するなら、すぐに申請機関に紹介しますよ。それが私の責務ですからね」「安楽死は法律で容認されているんだから私に拒む理由はないでしょう？　患者には寛容でなければ」と平然と言う医師らは、著者のひとりの表現を借りればまるで「道具と化している」かのようだ。

さらに法律では医療サイドから安楽死を持ち出すことは禁じられているにもかかわらず、無邪気な善意から安直に安楽死を提案したり、積極的な情報提供で誘導したりするなど「医療職から効率的かつ非合法に提案されている」現場——。安楽死に慣れて機械的な思考に陥った医療職がいかに簡単に自分たちの方から安楽死を持ち出すか、著者らが病院や施設で日常的に体験した場面の中からふたつを紹介したい。

B夫人は腎臓癌を患い、癌はすでに骨と肺に転移している。主治医には、夫がアルコール依存症で暴力をふるうといつも愚痴を言っている。20代の娘は2人とも長年訪ねてくることもなく、それにも苦しんでいる。診察のたびにあまりに辛そうな様子を見て、医師も苦しくなり、ある日の診察後に言ってみる。「あなたの癌は末期だし、家族もそういう状態なら、安楽死も悪くないかもしれませんね」。患者がいきなり泣き始めたので、医師はまずいことを言ってしまったと気付く。

ミスVは3回目の自殺未遂の後で精神科救命救急部にやってくる。結婚が破綻してから2年間、慢性的なうつ病を患っている。看護師が尋ねる。「ご存じです? 安楽死の申請ができますけど」。患者は驚いた顔になり、詳しく知りたいと言う。患者が精神科受診の手続きを待っている間に、看護師が申請のための情報を渡す。

フェルメールは、こうした医療現場の実態を「安楽死の些末化《さまつか》(trivialization)」と呼ぶ。trivialは「些細《ささい》な・些末な」という意味。合法化され、安楽死者が増え、対象者が拡大し、要件もじわじわと緩和されていくにつれ、安楽死は日常的なことと化していく。

†偽装される安楽死

安楽死が緩和ケアと混同されて些末化されてしまった現場では、さらに安楽死を「偽装」する形で——つまり医師の勝手な判断でモルヒネの量を増やし——患者を死なせる行為までがなされている。医師が「モルヒネ・シャンパンで行こう!」とジョーク交じりに安楽死の偽装を簡単に決めてしまう文化が浸透した現場では、本書の著者らのように、それに抵抗したり異を唱えたりする職員には同僚からの同調圧力がかかり、非難が集まる。

この本で紹介されているのは、致死薬の投与だけを目的とした点滴を入れることを拒否したために同僚医療職からの圧力に晒《さら》され、職場を変わらざるを得なかった看護師や、集中治療室の医師から点滴で多量のモルヒネを入れるよう指示されて疑問を覚えた看護師が看護師長に抗議したところ、「できないというなら、あなたはこの病棟にはいらない」と言われた事例など。

このように安楽死が日常的なルーティンと化した現場では、医師たちは法律で定められたとおりの申告もしなくなる。これについては前述のように2012年のEIBの報告書でも指摘されていたが、フェルメールもブリティッシュ・メディカル・ジャーナル誌による調査結果を紹介している。同誌がフランダースの連邦登録委員会に報告された安楽死の事例を横断的分析を用いて調査（2007年6月1日から11月30日）したところ、安楽死事例の半分しか公式に申告されていなかったとのこと。

ベルギーの医療現場で起こっていることを最も簡潔に取りまとめているのは、編者のティモシー・デヴォスによる「あとがき」の以下の一節だろう。

ベルギーでは、2002年の安楽死法の約束と多くの期待が満たされていないことは明らかである。この法律は、当時、秘密裏に行われていた安楽死に透明性をもたらし、安楽死を適切に管理するものと想定されていた。今日では、多くの安楽死事例が報告されず、事後の管理システムがほとんど不十分であることがわかっている。医師のパターナリズムは終焉を迎えるはずであったが、本書は今日、新しい形のパターナリズムが出現していることを教えてくれる。それはもはや、治療を始めるか否かをめぐる従来のパターナリズムではなく、生か死かに関するパターナリズムなのである。

5 崩れていく「自己決定」原則

✝困難な意思確認

このように安楽死に慣れて専門職たちが機械的な思考に陥ってしまった医療現場で、個々の患者の「死にたい」という言葉が本当の意味での「自己決定」であるかが、どれだけ丁寧に検証されるものだろうか。

症状の進行とともに意思の確認が困難となる認知症の人では、軽症のうちの事前指示があれば医師の判断で実施してよいとする考え方が、オランダの「コーヒー事件」の判決後はおそらく少しずつ世界の趨勢《すうせい》となっていくのではないかと懸念されるが、重症化した時の自分を想像して軽症の時に書いた事前指示書が、実際にそうなった時にその人がどのように感じているかを保障するだろうか。

私がコーヒー事件で最も気になるのは、女性の安楽死が高齢者ホームへの入所からわずか7週間で行われたと報道されていることだ。認知症や精神/発達/知的障害の人のケアに長年携わっている支援職や家族にとっては常識なのだけれど、そうした障害のために意思疎通がむずかしい人の意思や思いや気持ちを正しく読み取るためには、長い期間にわたって付き合い、その人の生活を知り性格や好みを理解しながら、その人特有のコミュニケーションのありようを会得していくプロセスが必要になる。施設の医師であったとしても、医師は生活の場にはほとんどいない。日常生活の中での女性の姿は詳しくは知らなかったはずだ。チームでの判断だったとしても、出会って2か月も経たない施設の職員たちが、生死にかかわる重大な判断をめぐって本人の意思が推測できるほどにその人のことを理解できているとは考えられない。

発達/知的障害のある人のオランダでの安楽死については、英国の緩和ケア医で上院議員でもあるイロラ・フィンレイ他による調査報告が2018年に報告されている。2012年から2016年までに安楽死地域審査委員会に提出された当該ケースの報告書を、意思決定能力のアセスメント等が障害特性に即した適正なものだったのかについて精査した。検証した事例の3分の2では当初の要請が却下されており、その意味では判断は慎重に行われていると見えるが、安楽死が実施された事例では「苦しみのアセスメントはひとえに医師の肩にかかっている」状況であり、医師らのdiagnostic overshadowing（医師の偏見が診察に影響すること）の可能性も見られた。フィンレイらの結論は以下である。

知的障害のある患者では自律と意思決定能力は非常に複雑で、アセスメントも困難である。これらの事例での意思決定能力審査は十分に厳格であるとは見えなかった。生まれてからずっと障害があった患者では、苦しみのアセスメントは特に困難である。時として短い期間内となりがちな、限られた回数の医師と患者の面談では、安楽死のような重大な意思決定には十分ではない可能性がある。オランダの安楽死相当注意基準は知的障害および／または自閉症スペクトラム障害のある患者には簡単に適用できるものではなく、適切なセーフガードとして機能しているとは見えない。

しかし、オランダの安楽死制度では、事後的な審査が行われる段階では患者はすでに亡くなっており、医師の判断の正しさの検証は不可能であるとの理由から、医師の判断は不問とされている。オランダの「コーヒー事件」、ベルギーのティネ・ニースの訴訟での判決の趣旨からしても、合法化された国々の安楽死では、定められた手続きをよほど大きく逸脱しない限り、医師は法的責任を問われない。数々の規制でセーフガードが設けられているといわれる一方で、実施に当たってはこれほど多くが医師の専門性にゆだねられているのである。

安楽死を合法化する際の論拠は「意思決定能力」がある人による「自己決定」が原則だったはずだが、もともと意思決定弱者を守るためにセーフガードとして設けられた要件がなし崩し的に緩和されていく一方で、このように本人の意思の確認や意思決定能力のアセスメントがおろそかにされていく実態を見ると、その論拠はすでに崩れているのではないだろうか。

†子どもへの拡大

もうひとつ、見過ごせないのは子どもへの安楽死の拡大だろう。前述のようにベルギーが2014年に子どもの安楽死を認め(ただし子どもの場合は終末期に限定)、オランダも追随することを決めた。カナダでも合法化当初から「子どもにも」という声はあり、議論はいよいよ具体化しそうな気配だ。ここでも「大人には認められているのに、同じように耐えがたい苦痛があっても子どもだというだけで認められないのは人権侵害」という論理が見られることを思えば、子どもへの安楽死もまたこれから世界の趨勢となっていくのかもしれない。

しかし小児緩和ケア医らからは批判の声もある。フェルメールによると、2014年2月にインドのムンバイで開催された国際小児緩和ケア会議では、集まった35か国からの250人の専門職が全員でベルギー政府に「先ごろの決定を速やかに再考するよう」求めるメッセージを送った。そのメッセージには「我々の信ずるところでは、すべての子ども（新生児、乳幼児、そして青少年）に最善のQOLを保障される権利がある。死が避けられない病状にある時には、すべての子どもに自分のニーズに合った質の高い緩和ケアを受ける権利がある。……安楽死は子どもへの緩和ケアではない。緩和ケアに変わる選択肢でもない」と書かれていたという。

『Euthanasia』においてフェルメールは以下のように疑問を呈している。

子どもが要請できるためには、まずその子に安楽死を説明しなければならない。しかし、いのちを終わらせることができると知らせることそのものが、安楽死を提案することにならないだろうか。何を言われているか、子どもにどうやって理解できるというのだろう。おそらくは「このしつこい痛みをとるために、安楽死させてあげようね……」としか聞こえないだろう。

認知症の人、精神／発達／知的障害のある人、子どもは、「本人の自己決定」が困難でありがちで、教唆や誘導の影響を受けやすいうえに、もともと周囲とのコミュニケーションに齟齬《そご》が生じやすい人たちでもある。そのような意思決定弱者だからこそ、「医療によって合法的に人を死なせる」仕組みをつくるにあたっては慎重に護らなければならないと考えられてきた人たちではなかったか。その人たちの意思決定能力をどのように慎重に判断することが可能なのかという検証や方法論の議論はほとんど見られない一方で、彼らはなし崩し的に「護るべき対象」から「死なせてあげるべき対象」へと変わっていく。

ちなみにオランダでは、前述のように2004年の「フローニンゲン・プロトコル」によって、ゼロ歳から1歳までの乳児には親の意志決定によって積極的安楽死が認められてきた。最近カナダではケベック州の小児科医らから新生児への安楽死を認めようという声が出ていることを考えると、意思決定能力を認められた終末期の子どもの安楽死容認の先には、意思決定能力がない子どもたちへの「親の意思決定」による「安楽死」が繋がり、広がっていくのかもしれない。しかし、重い病気や障害のある新生児を医師と親の合意によって殺すことを「安楽死」と呼ぶなら、それこそ安楽死の「自己決定」原則はどこへいったのだろう？

6 社会保障費削減策としての安楽死

†コスト削減圧力

安楽死をめぐる議論には、医療をはじめとする社会保障コスト削減の議論が付きまとっている。カナダで安楽死が合法化された直後にはカルガリー大学の医師らが医学雑誌で、毎年1万人がMAIDで死ぬと予測したうえで1億3000万ドルの医療費が削減できるとの試算を報告した。さらに対象要件緩和が議会で審議された際には、カナダ議会予算局からデータが提出された。それによると2016年の合法化によって削減された医療費は8690万ドル。審議中の要件緩和によってさらに1億4900万ドルの削減が見込まれていた。

『Euthanasia』の著者らも、ベルギーの安楽死に経済問題が関わっていることを指摘している。「経費削減が必要だ、医療はカネがかかる、というメッセージが政治からは繰り返し送られてくる。ここでも我々は目を開いて、老いること、衰えること、病むこと、そして死をどんどん許容しなくなっていく社会に自分たちが生きている事実を認めなければならない」。その社会の空気は医療現場にも色濃く反映され、「もう人々はゆっくり死ぬことを許されない」。そして、「病院の中でも忙しすぎる部署では、治療が長引いている最終段階の患者はスタッフからお荷物視されたり、医療を「本当に必要としている」患者のためにベッドがすぐにも入り用なのに、と問題そのものとみなされたりしていることもある」。

このように社会からの経済的な要請の圧がかかった医療現場で、上記のように安楽死の日常化が進行しているのだとしたら、そこで何が起こっていくかは想像に難くない。フェルメールは「すべり坂症候群はまさしく現実となっている。立法府は黙認しているとしても、終末期医療では、安楽死は医療職から効率的にかつ非合法に提案されている」と書いている。

†社会が医療に「殺させる」ということ——良心条項と医療の権威性

仮に安楽死が患者の「権利」であるとしたら、その権利を保障する責任は一体だれが負うのだろう。それは国の意志として、あるいは社会の総意として医療に「殺す」ことを認め、委ねるということなのだろうか。

数年前に、世界の安楽死の動向について緩和ケア関係者に講演した際、ある麻酔科医が戸惑いとともに口にした言葉が忘れられない。「自分は安楽死で使うのと同じ薬を毎日使って仕事をしてきた。その間ずっと、いかに死なせないかということに神経を集中してきたから、その発想を転換すること自体が、自分には想像もできない」。こういう医師にとって、「殺す」行為を求められることは苦痛でしかないだろう。

安楽死が合法化された国や州でも、自分は手を染めたくないと考える医療職は少なくない。そこでベルギーをはじめ多くの法律で設けられているのが「良心条項」だ。良心条項とは、自らの思想信条によって安楽死に賛同しない医療職は手を下さなくてもよいとする法律上の規定を指す。ただし、患者から要請されて安楽死の実施を拒否する場合は、たとえばベルギーでは患者またはその近縁者が指定する別の医師に医療ファイルを渡さなければならない。カナダや米国でも州により、自分の患者から安楽死を要請されて拒む場合は実行可能な他の医療職に紹介するか、それらの医療機関についての情報を提供する義務が課される。それは、間接的に「死なせる」行為に加担させられるに等しくはないだろうか。

このように、個々の医療職の宗教的信条や道徳観、専門職としての倫理観など「良心の自由」「良心の権利」は守られるべきだと求める声が各地の医療現場から起こり、論争が続いている。2021年4月に医師幇助自殺が合法化された米国のニューメキシコ州では、致死薬の処方までは義務付けられなくとも、処方する用意のある医療職への紹介を求められるのでは「良心の権利」の侵害だとキリスト教徒の医師らが訴訟を起こし、2023年4月に医師らが医師幇助自殺に関わらないことを認める法律が制定された。

しかし、この良心条項をめぐっても、患者が利用する「権利」を有する医療サービスと安楽死が見なされていくにつれて、医師には患者を死なせてやる義務を課すべきだとする議論も少しずつ出てきており、せめぎ合いが始まろうとしている。

†政治と医療が犯してきた人権侵害

もうひとつ、国家の意志として、あるいは社会の総意として医療に「殺す」行為を認め、委ねるということについて考える際に知っておきたいことがある。人類の歴史には、政治権力と医療とが手を結んで犯してきた数々の人権侵害が刻まれている。

ナチスの障害者抹殺計画「T4作戦」(1939年10月~1941年8月)では、国の合法的な施策として医療職が障害のある人を選別し、抹殺した。対象となったのは、先天性精神薄弱、精神分裂病、そううつ病、遺伝性てんかん、舞踏病、遺伝性の盲、遺伝性のろう、遺伝性重度身体奇形、重度アルコール中毒の人など(いずれも当時の表現による)。「退院の見込みがあるか」「労働者として使えるか」「生きるに値する命か」「生きるに値しない命か」などの指標によって選別され、20万人以上が殺害されたと言われる。周囲の無理解や選別した専門職の個人的な偏見によって、ガス室に送られた人もいたことだろう。覚えておきたいのは、ヒトラーが1941年にT4作戦中止を命じた後も医師らによって選別と抹殺が続けられたという事実だ。

障害のある人への強制的な不妊手術でも、医療界は積極的に役割を担った。日本でも現在多くの訴訟が起こされており、「当時は合法だった」と正当化する人たちもいるが、医師の個人的な偏見により当時の法律の範囲をはるかに超えて多くの障害者たちが、時に法律で認められていない手段での手術をされたのは事実である。

ナチスによる障害者の安楽死は「強制」だった、今の安楽死は「自己決定」による「自発的」なものだから安全で、社会的弱者へのリスクなどありえない、と言って終わっていいのだろうか。すでに見てきたように、現状でも安楽死の「自己決定」原則はもはや崩れかけている。医療の権威性には常に政治的権力によって利用されるリスクがあるということは、慎重に考えておきたい。

7　安楽死後臓器提供・臓器提供安楽死

†すでに現実となっている安楽死後臓器提供

日本ではほとんど知られていないことだが、安楽死は臓器提供とすでに直結している。「安楽死後臓器提供」という。安楽死と臓器提供の意思確認はそれぞれ独立して行われなければならないが、両方を自己決定した人では本人の同意のもとに手術室のすぐそばで安楽死を実施し、心停止から数分だけ待って臓器を摘出する。ベルギーでは2005年から、オランダでは2012年から、カナダとスペインでも安楽死が合法化されたそれぞれ2016年、2021年から行われている。

安楽死を希望する人の多くは癌患者だが臓器提供はできにくいため、安楽死後臓器ドナーにはALSなど神経筋疾患や精神障害のある人が多く含まれている。4か国合わせて2021年末までに286人の安楽死者から837人のレシピエントに臓器が移植されたとのこと。カナダでは2016年の合法化以来2021年までに136人で、世界の安楽死後臓器ドナー数のほぼ半数にあたる。

ここでもケベック州が突出しており、ケベック州の臓器移植管理組織の年次報告書によると、2022年には臓器ドナー全体数に占める安楽死後臓器ドナーの割合は15%増加。そのほとんどがALSなど進行性神経疾患の患者だった。ケベック州の安楽死後臓器ドナー数は過去5年間で3倍に増えており、それについて同組織のトップは記者会見で以下のように述べている。

「MAID後臓器提供はケベックにおける臓器ドナー数を増やす好機であるばかりでなく、移植の恩恵を受ける人々を増やす目覚ましい好機でもあります。臓器を提供する寛大な行為を通じて、移植レシピエントの数を増やすことに加えて、これらMAID後臓器ドナーたちは、他者の命が救われることを可能にすることによって、自らの病気や障害に意味を与えるのです」

†相次ぐ「臓器提供安楽死」の提言

このように安楽死後臓器提供が正当化され現実に行われているなら、そこから一歩を踏み出し、いっそ生きているうちに麻酔をかけて臓器を摘出させてもらってはどうかと考える人間が出てくるのは、考えてみれば当たり前のことなのだろう。2010年に世界で最初に「臓器提供安楽死」を提言する論文を書いたのは功利主義の生命倫理学者らだったが、2016年にはオランダの医師ジャン・ボレンらが臓器提供安楽死を可能にするべく同国の法律改正を説き、2018年には米国の高名な生命倫理学者ロバート・トゥルーグがカナダの医師らとの共著論文で、カナダのMAIDに同様の法改正を提言した。トゥルーグらが何より強調したのは新鮮な臓器が獲得できる利点だった。

移植医療においてはドナーが死んでいない限り臓器を摘出してはならないとする、いわゆる「デッド・ドナー・ルール」が国際的な規範として確立されているが、そのルールに従うと臓器の傷みが避けられない。このジレンマをめぐって、移植医療界は倫理問題との間で際どいせめぎ合いを続けてきた。かつて米国のデンヴァーこども病院が心停止から75秒だけ待って心臓を摘出するプロトコルを実行し、非難を浴びて撤回したこともあったが、今ではおおむね心停止から数分間待ち、拍動が再開しないことを確認してから摘出することとされている。しかし、臓器提供安楽死なら生きた状態で摘出するので臓器が傷まない。もともと安楽死を望んでいる患者なのだから、患者が臓器提供安楽死を自己決定するのであればデッド・ドナー・ルールにこだわらずに臓器提供安楽死を可能とするよう法改正をしてはどうか、というのがトゥルーグらの論文の趣旨だった。

安楽死とは、誰がどこで死ぬかがあらかじめ分かっていて、不足しがちな移植臓器を新鮮でクオリティの高い状況で効率的に採取できる稀有《けう》な状況に他ならない。

†うごめく政治経済上の思惑

米国テネシー州で大学病院の移植プログラムの責任者を務め、現在はＩＣＵで働くウェズリー・エリーは、トゥルーグらの論文を機に関連の国際学会で安楽死後臓器提供が注目されるようになり、それら学会での議論はさらに臓器提供安楽死へと流れていっていると証言し、懸念を表明している。彼はトゥルーグらの提言に、以下の3つの疑問を投げかける。

●「患者に害をなしてはならない」という項目を含む医療倫理の規範「ヒポクラテスの誓い」によって、医師は2500年もの間ずっと命を奪うことを禁じられてきた。我々医師にとって、この提案は何を意味することになるのか？
●スティグマと社会的軽視を経験してきた障害者に、邪魔者は臓器でも提供して人の役に立てという誘導となるのではないか？
●自分の意思を表明できない人たちが瞬く間にドナーに含まれていくのではないか？

なお、エリーの最後の懸念は、臓器提供安楽死とは違うやり方で、すでに現実となっている。「自分の意思を表明できない人たち」はすでに続々とドナーにされているのだ。これについては第三章の「3「無益な治療」論と臓器移植の繋がり」で詳述したい。

このように海外の実態を詳細に知れば知るほど、人口調整、社会保障縮減、人体の資源化と有効活用などなど、制度化された安楽死の背景には政治経済上の思惑が蠢《うごめ》いていることが案じられてならない。そこには、カナダの化学物質過敏症の女性たちの事例にみられるように、高齢者や障害のある人、生きづらさを抱えた人、貧しい人たちを死へと追いやっていく政治的な装置として安楽死が機能する「すべり坂」が透けて見えはしないだろうか。

第二部

「無益な治療」論により起こっていること

第三章　「無益な治療」論

1　テキサスの通称「無益な治療」法

†広がる「無益な治療」論

「死ぬ・死なせる」をめぐって、いま世界の医療では何が起こっているかを本質のレベルで把握するためには、安楽死の周辺で起こっていることだけに目を向けていたのでは見えないことがある。安楽死合法化の拡がりの一方で、患者や家族が治療の続行を望んでも医療サイドに一方的に治療の差し控えや中止の決定権を認める「無益な治療（futile treatment）」論が同時進行しているからだ。中心的な概念を「医学的無益性」という。日本では一般にはほとんど知られていないが、医療職の間では議論され続けており、とりわけ昨今は日本の医療現場でも「無益」という言葉が頻発するようになっている。

もともとは癌などの患者をめぐって、臨死期にすでに死のプロセスが始まっているのに心肺蘇生が行われて、ただ死を先延ばしにするためだけの過剰医療で患者が無益に苦しめられることへの反省から出てきた議論だった。簡単に言えば、「もうどうしたって助けてあげられない患者を甲斐のない治療で無駄に苦しめるのはやめよう」、「そういう無益な治療は患者の最善の利益を考えて差し控えるべきだ」と、それ自体は至極まっとうな議論だった。ところが、その議論は繰り返されるにつれ少しずつ変質してきた。その間には世の中の事情、特に医療を取り巻く経済事情が変わっていったのだろう。

私が北米の「無益な治療」訴訟について初めて知った2007年当時、「医学的無益性」という概念は、医療サイドの判断で一方的に治療を差し控えたり中止したりことを認める論拠として機能し始めていた。生命倫理、医療倫理の議論で展開されていたのは、重い障害のある人の生命維持治療をめぐって「医師には無益な治療を提供する義務はなく、むしろ求められても医師は断固として拒否すべきだし、そうする権限がある」との主張だった。「一方的に」「断固として拒否」というのは、患者本人や家族が治療の続行を望んでいたとしても、医師の判断で治療を差し控えたり中止したりすることができるということだ。この立場に立つ議論を、本書では「無益な治療」論と呼ぶ。

†病院による治療中止判断

最もラディカルだといわれているのは、米国テキサス州の通称「無益な治療」法。父ブッシュ元大統領がテキサス州知事だった1999年に制定された法律で、正式名称は「テキサス事前指示法（Texas Advance Directives Act：TADA）」という。同法では、病院の倫理委員会が終末期や不可逆な患者のケースで「無益」と判断した治療は、病院が患者サイドに公式に通告し、転院先を探すため10日間の猶予を置いた後、転院先が見つからなければ生命維持を含めて一方的に中止することが認められる。ただし濫用を防止するためのセーフガードとして、公式な最終通告の前に、治療の続行を望む患者サイドは家族または代理人が倫理委員会に話を聞いてもらえる機会が保障されている。

TADAをめぐっては現在まで、撤廃や穏便な内容への改正を狙った動議がテキサス州議会に出されては否決されるということが繰り返されているが、米国、カナダを中心に類似の法律や病院プロトコルが拡がりをみせており、そうした一方的な治療中止の決定に抗おうとする家族による係争事件や訴訟が多発してきた。

†ゴンザレス事件

2007年春、重い障害のある乳児エミリオ・ゴンザレスの医療をめぐる米国テキサス州の裁判が連日大きく報道されていた。貧しい黒人母子家庭の乳児の治療を病院が一方的に打ち切ろうとしたことから、母親がそれに抵抗して起こした裁判だった。

エミリオ・ゴンザレス（1歳）はリー脳症という神経代謝障害をもって生まれ、有効な治療法がなく非常に重篤な状態に陥っていた。病院側は「治療の見込みもなく本人の苦痛を長引かせることにしかならない」として人工呼吸器を含めた治療の中止を決め、母親は「息子はモルヒネのお陰で苦痛を感じていないし、神に召されるまで息子が生きて母親と過ごす一瞬一瞬に価値がある」と主張。母親は法律アドバイザーとともに倫理委員会（非公開）に出席して治療続行を訴えたが、委員会はこれ以上の積極治療は回復の見込みがないままエミリオを苦しめ尊厳を侵し続けるとの判断を変えなかった。

2007年3月12日に書面で治療中止を通知され、与えられた10日の猶予期間に引き受けてくれる他の医療機関を見つけることができなかったエミリオの母親は、期限延長を求めて訴訟を起こし、次いでTADAの合憲性を問う訴訟を起こした。判事は裁判の決着までの間エミリオに治療を続行するよう病院に命じたが、5月19日にエミリオは母親の腕の中で息を引き取った。

†多発する事件、訴訟

ゴンザレス事件の翌2008年、同じく大きな論争を巻き起こしたのは、カナダのゴラブチャック訴訟だった。以前に負った脳損傷のために障害があり介護施設で暮らしていたサム・ゴラブチャック（84歳）が肺炎になり、病院に運ばれて人工呼吸器と経管栄養依存となった。病院はそれらの生命維持を無益として停止を決定したが、正統派ユダヤ教徒の家族がそれに抵抗して提訴。裁判所は結論が出るまで治療の続行を命じたが、エミリオと同じくサムも判決を待たずに死亡した。

こうした係争事件や訴訟はその後も多発してきた。国際的な倫理論争を招いたものとしては、例えば2009年米国のベタンコート事件、英国のベビーRB事件、2011年のベビー・マラアクリ事件、2010年のカナダのラスーリ事件、2013年米国テキサス州のジャハイ・マクマス事件などなど。こうした係争事件は現在も続発しているが、米国テキサス州やカナダではあまりに訴訟が多く、もうニュースにならないという話もある。

近年は英国での子どもの生命維持が強制的に中止される事件が目につく。例えば、20

16年のチャーリー・ガード事件。チャーリーは出生後間もなく先天性のミトコンドリアDNA枯渇症候群と診断され、生命維持を中止すると決めた病院と、米国で実験的な治療を受けさせたいと望む両親が対立して裁判となった。両親の敗訴が続いた末に英国高等法院の命令により、1歳の誕生日を目前に人工呼吸器のスイッチが切られ、チャーリーは死亡した。

2018年のアルフィー・エヴァンズ事件では、準植物状態と診断されて子ども病院に入院中のアルフィー（当時1歳9か月）をめぐって、生命維持を無益として中止を決めた病院と、ローマの病院への転院を望む両親が対立。2018年3月6日、高等法院の判事が病院にアルフィーの治療を緩和のみに切り替えることを認めた。その他にも同年のイサイア・ハーストラップ事件、2022年のアーチー・バタースビー事件など。裁判所が治療の中止を命じ、病院の前に多くの人が抗議に集まる中で両親の目の前で子どもから人工呼吸器が外されていく事例もある。

日本のメディアも近年では上記のような事件を記事にするようになったが、その際に気になるのは、「病院は両親に尊厳死を勧めた」などと書かれていることだ。家族の意向に逆らって人工呼吸器が取り外され、その結果として子どもが死んだことを、日本のメディアは「安楽死」「尊厳死」という表現で伝えてしまうが、これは明らかに誤りである。

序章で書いたように、現在の議論の文脈では「安楽死」も、日本でいうところの「尊厳死」も海外で言うところの「尊厳死」も、本人の自己決定を前提にしている。「無益な治療」係争事件には本人の自己決定は存在しない。逆に、患者サイドの家族は治療の続行を望んでいる。子どもの死は、患者サイドの意思に反して一方的に治療が引き上げられた結果なのであり、従ってこれらは「安楽死」「尊厳死」の文脈の出来事ではない。「無益な治療」論の文脈に据え置いて捉えるべきである。

なお、報道され表面化するのは医療サイドと患者家族サイドに対立があったケースのみだということは頭に置いておきたい。両者が合意した上で生命維持を中止したり、対立があっても患者サイドが訴訟を断念したりメディアに訴えるに至らなかったケースを考えると、報道される事例は氷山の一角と考えるべきだろう。

†「医学的無益性」とは何か

では、「医学的無益性」とは、どのような概念なのだろうか。

もともと生命倫理学においては、医師には不適切あるいは無益な治療を提供する倫理的な義務はないことがコンセンサスになっている。ただし「無益」は学問的に明確に定義されているわけではない。

これまでに試みられてよく知られた定義として、「生理学的無益」（たとえばウイルス感染の患者には抗生剤を処方しても望まれる生理学的効果は生じないので無益）、「質的無益」（患者が人としてその治療から利益を得て、なおかつその利益を喜びとすることができないなら無益）、「量的無益」（たとえば100回のうち1回しか効果が見込めないなど、治療の効果に一定の蓋然性がなければ無益）などがあるが、今なお合意された一定の定義はない。米国の法学者で生命倫理学者でもあるアリシア・ウーレットは「医師に無益な治療を提供する必要がないなら「無益性」の定義について合意が不可欠」でありながら、学問的に合意された定義がない矛盾を指摘している。

驚くことに、エミリオ・ゴンザレスの生命維持中止の根拠とされたテキサス州のTADAも「無益」を定義していない。ウーレットは「テキサス議会は、医療提供者が治療の提供を拒んでもよい状況を個別に定義する努力を放棄して、治療が医学的に見て妥当かどうかの判断を医学的アセスメントにゆだねている」と批判している。先の章で見たように、ベルギー、オランダ、カナダの安楽死をめぐる判決から、安楽死に法的規制があっても実際は多くが医師の専門性、つまり個々の医師のアセスメントにゆだねられていることが浮き彫りにされたが、「無益な治療」論にもまったく同じ問題が潜んでいる。

一方、TADAは治療の中止を認める法律の適用対象の方は「終末期あるいは不可逆な患者」と定義している。さらに「不可逆」には以下の定義が示されている。

（A）治療できる可能性はあるが、治癒することも取り除くこともできない。

（B）自分のことを自分でできない要介護状態のままになったり、自分のことを自分で決められないままになったり、

同時に

（C）汎用されている治療基準に即して提供される生命維持治療なしには死をまぬかれない。

この要件では、たとえば四肢麻痺で人工呼吸器に依存している人や、経管栄養に依存している人は当てはまりかねない。米国の障害者らからは「何が「無益な治療」かという点がこんなにも曖昧なままでは、ＴＡＤＡは「ＱＯＬ」を理由に重度障害のある人からいくらでも生命維持を差し控えたり中止したりしてよいと言っているようなものだ」との批判が出ている。

このように曖昧な「無益性」を根拠にした治療の中止や差し控えについては、障害学者や障害者運動の関係者の間では、障害者のＱＯＬに対する医師の偏見が混じりこむことへ

の懸念が根強い。彼らは「障害のある人々自身による実際のアセスメントに比べると、医療専門職は障害のある人々のQOLを著しく低く評価する」「どういうQOLが生きるに値しないかについて、自分自身の価値観を投影させる医師たちの判断には一貫性がなく、恣意的で公平さを欠いている」と、それを裏付ける研究データとともに指摘している。オランダの発達障害者、知的障害者の安楽死について調査した英国のフィンレイらも、障害のある人の安楽死の承認には医師の個人的偏見が反映されている可能性を指摘していたことが思いだされる。

また「無益な治療」論が医療コストの問題と繋がっている可能性を懸念する声もある。ゴンザレス事件で病院側がエミリオの治療中止を決めた、少なくとも表向きの理由は「救命できないにもかかわらず、治療が本人に苦痛を強いている」というものだったが、当時の議論の中には、実は貧しい母子家庭だったから支払いを心配したのではないか、という憶測もあった。

†ゴンザレス事件をめぐる倫理議論

こうした「医学的無益性」をめぐる様々な議論を念頭に、ゴンザレス事件で展開された米国の生命倫理学者たち（多くは小児科医でもある）の議論を振り返ると、興味深い。

エミリオの治療中止を決めた病院の決定を支持したひとりは、フィラデルフィア大学（当時）のアーサー・カプラン。「家族がどうしても事態を正しく理解できない場合がある」と言い、「子どもを無益な状態で苦しませる権利を親に認めてはならない」と医師の決定権を支持。ウィスコンシン大のノーマン・フォストも病院の判断を妥当としたが、その理由はカプランとは大きく違っていた。彼はエミリオには治療として人工呼吸器が有効だということを認めつつ、「質的無益」論の立場から「エミリオはあまりにもQOLが低すぎて、救命にも治療コストにも値しない」と主張した。

病院側の治療中止の決定を批判したのはロバート・トゥルーグだ。エミリオの苦痛は取り除けること、治療中止で削減が見込まれる医療コストはわずかであること、医療職がどう感じようと母親はエミリオの状態に尊厳があると感じていることなどから、「エミリオの生命維持を続行することには道徳的な問題があると言うのは、単に医療職の価値観は正しくミセス・ゴンザレスの価値観は間違っていると主張しているにすぎない」と批判した。

トゥルーグは、通常は濫用を防止するセーフガードと考えられている病院内倫理委員会の検討についても、医療関係者と病院関係者がメンバーの大半を占め医療サイドの価値観に偏っている倫理委員会には、ゴンザレスのような貧しい黒人親子を代理できるはずがない、むしろTADAが機械的に治療を停止するメカニズムとして利用されかねない、と疑問を呈した。

2 「無益な治療」論の「すべり坂」

✝「無益な治療」論における対象者の拡大

このように決定権を医療サイドに認める「無益な治療」論は、決定権のありかという点から考えると、患者の決定権に論拠を置く安楽死の議論とは対極にあるように見える。が、実際にはどちらも議論を「死ぬ・死なせる」という方向に拘束し、人々を死へと押しやっていく力動の両輪として機能している。そして「無益な治療」論でも、安楽死と相似形の「すべり坂」が起きている。

ゴンザレス事件、ゴラブチャック訴訟の後も多発する「無益な治療」訴訟や係争事件を追いかけながら私が気になったのは、治療を拒否される対象者像が――安楽死者の対象者と同じように――じわじわと拡大していくように思えることだった。ゴンザレス事件でエミリオは確かに終末期だったし、その翌年のカナダのゴラブチャック訴訟も、もともと障害のあった成人が終末期となった際の生命維持続行をめぐる係争事件だった。

ところが、その後も相次いで報じられる「無益な治療」事件では、植物状態の人からの治療中止が訴訟となり(ベタンコート事件、マラアクリ事件)、やがて最小意識状態の患者が対象となっていく。とりわけ私が強い印象を受けたのは、カナダ、オンタリオ州のラスーリ事件だった。

†最小意識状態へ回復しても「無益」

イランからの合法移民のハッサン・ラスーリは2010年に脳にできた良性腫瘍の手術を受け、術後に細菌性髄膜炎を起こして意識不明となった。植物状態と診断され、生命維持は無益だとして病院は中止を宣告したが、イランでは医師だった妻は、夫は最小意識状態を植物状態と誤診されていると主張。宗教的な信条の点からも治療の続行を求めて提訴した。オンタリオ州の上位裁判所は2011年5月に、治療に同意を必要とする州法を根拠に、治療の中止も治療の範疇《はんちゅう》である以上は同意が必要だと判断したが、医師らはそれを不服として上訴した。

この事件が興味深いのは、上訴審が行われるかどうかの判断の途上でハッサンの回復が目覚ましく、診断が実際に最小意識状態へと転じたことだ。家族からの声かけに目を開けて反応し、ピースサインをしたり親指を立てたりして応じるようになった。そのニュースを読んだ時、私はこの裁判はここで終わるものと考えた。が、そうはならなかった。最小意識状態であってもハッサンには回復の見込みはなく生命維持は無益だとして、医師らが治療中止の方針を変えなかったからだ。結果的には2013年10月、最高裁はオンタリオ州の上位裁判所と同じ理路によって医師らの上訴を棄却。ハッサンは2014年にトロントの別の病院に転院した。

この判決に対してはその後、現場の医師が家族の理不尽な要求に対して萎縮するようになった、医師に家族が希望する医療をすべてやれと強いるのでは医師の専門職としてのインテグリティ（職務完結性）に関わる、などなどの批判が生命倫理学者や医療職の間から続いた。

「最小意識状態は植物状態よりもベターなのか?」。ハッサンの診断が最小意識状態に変わった数か月後、医療倫理ジャーナルにこんなタイトルのコメンタリーが掲載された。もちろん、タイトルで問うくらいなのだから、著者らの答えはNOだ。「仮に最小意識状態で生かされることに何がしかの利益があるとしても（我々は利益が負担を上回ることには懐疑的だが）、限りある医療資源を他に回すことと比べれば、その利益の影響は小さい」。その理由は主に2点で、①いずれにしても意味のあるコミュニケーションはとれないし、意識があるだけ本人には苦痛である可能性がある。②公平な資源の分配の観点から最小意識状態のまま生かしておくことにはカネがかかりすぎる。

このコメンタリーの著者は、小児科医で生命倫理学者のドミニク・ウィルキンソンと生命倫理学者のジュリアン・サヴュレスキュ。前章で触れた、生きているうちに麻酔をかけて臓器を採る「臓器提供安楽死」を提唱した2010年の論文“*Should We Allow Organ Donation Euthanasia? Alternatives for Maximizing the Number and Quality of Organ for Transplantation*（我々は臓器提供安楽死を許すべきか？　移植臓器の数と質を最大化するための選択肢）”の著者2人である。

†英国の気がかりな判決

なお、英国では2018年に植物状態と最小意識状態の人について気になる判決が出ている。英国では従来は、遷延性意識障害のある人からの生命維持の中止については権利擁護の観点から裁判所の判断が必要とされてきたが、心臓麻痺から遷延性意識状態となった52歳の男性をめぐる訴訟で2018年7月、今後は家族と医療チームの合意で決めてよいとの判断が高等法院（他国の最高裁判所に当たる）から示された。家族と医療チームが関連法規と医療ガイドラインにのっとった手順で合意すれば、それだけで栄養と水分を中止することが可能となったのである。

一方、英国で高等法院がこの判断を出した翌月、米国では米国神経学会をはじめとする3学会から最小意識状態と植物状態の新しい診断ガイドラインが発表されている。遷延性意識障害のある患者には意識回復した事例が多く、誤診の可能性が高いことが以前から指摘されてきた。fMRI脳スキャン技術を用いて植物状態の患者との意思疎通を図ってきたカナダのウェスタン大のエイドリアン・オーウェンや、意識障害のある患者の回復過程を研究してきた米国のワイルコーネル大のジョセフ・フィンズらの研究データにより、新ガイドラインも誤診率を40%とする。そして、それがアウトカムの悪さや治療をめぐる不適切な意思決定に繋がっている、と指摘。必ず専門医の関与の下で、しかるべき診断スケールを用いて繰り返しアセスメントをするよう求めている。

フィンズはこのガイドラインを歓迎し、「こうした人たちは、意識があるのに意識がないものと考えられたり、痛みを感じないとされたりしてきたが、(このガイドラインが出た以上)彼らを苦しめてきた不幸な誤診はもはや許されない」「ガイドラインは、脳の状態は不変一定ではなく変動するものであり、時間経過とともに改善もありうることを示唆している」と述べている。

この米国のガイドラインから振り返って眺めた時に、英国高等法院の判決はあまりに恐ろしくはないだろうか。

†「無益な治療」論における指標の変質

安楽死において、時間経過の中で対象者が拡大していくとともに指標が「救命可能かどうか」から「QOLが低すぎて生きるに値しない状態かどうか」へと変質していたが、同様の指標の変質が「無益な治療」論でも起こっている。ゴンザレス事件では「救命できない（のに治療が本人に苦痛を強いている）」ことが根拠とされていたが、やがて植物状態、さらにラスーリ事件では「最小意識状態」「回復不能」が根拠とされた。

ラスーリ訴訟の舞台となった病院は当時、他にも数多くの「無益な治療」訴訟を抱えていることで知られる、いわば「無益な治療」論の最先端だった。2013年1月に報じられた同病院の別の訴訟で問題となっていたのは、脳卒中の発作から1か月が経過した患者からの人工呼吸器と経管栄養の中止。医師らが法廷で生命維持を中止すべきと考える根拠として述べたのは、患者が広範で不可逆な脳損傷を負っており「自立生活はできず、他者による介護または施設介護を常時必要とするようになる」との予後だった。

このように、「無益な治療」の「無益」は、「救命可能性が低い」という意味での「無益」から「元のようには回復できない」「救命はできてもQOLが低すぎる」「要介護状態になる」という意味での「無益」へとシフトしてきた。「無益な治療」論がもともと他者の介護に依存して生活する障害者にどんな眼差しを向けるかは、想像に難くない。

米国の障害当事者で障害学者のウィリアム・ピースは、２０１０年に褥瘡《じょくそう》の感染から重篤な状態となって入院した際、真夜中に病室を訪れた初対面の医師から、治療放棄をそそのかされた体験を報告している。「あなたはまず命は助からないし、万が一助かっても障害は重度化し、経済的な負担もまぬかれず不幸になる。苦痛は取り除いてあげるから自己決定で抗生剤を拒否してはどうか」と執拗に提案されたという。ピースは「生きたい」と主張し続けて抵抗したが、心が弱っている時にそうした抵抗を続けることは困難だったとも書いている。

彼が仮にこうした経緯で治療の放棄に同意させられていたら、それは結果的にはピースの「自己決定」が「尊重」されて治療が中止された事例として――すなわち日本でいうところの「尊厳死」として――扱われて終わったことだろう。ピースの体験からは、医療現場の「無益な治療」論が患者を治療放棄へと誘導し、患者の「自己決定」がなし崩しにされていくリスクが見てとれる。

†ＱＯＬを数値化する医療経済学

「医学的無益性」の指標が救命からＱＯＬへと変質し始めようとする頃、医療経済学では

QOLを数値化することで医療の効率化を図ろうとする試みが始まっていた。

ゴンザレス事件が大きく報道された2007年、ゲイツ財団の資金によりシアトルのワシントン大学に新たに誕生した研究機関がある。IHME（Institute for Health Metrics and Evaluation：保健指標評価研究所）という。所長は、ハーバード大学から引き抜かれてきた医師で医療経済学者のクリストファ・マレイ。以前から徹底的なデータ重視の医療政策を提言しては物議をかもす存在だった。そのマレイが着任当初から強く推奨したのが、薬や治療法の費用対効果を図る新基準DALY（Disability-Adjusted Life Year：障害調整生存年）である。

従来、薬や医療行為の費用対効果はそれによって延ばされる寿命で測られていたが、ある治療によって完全な健康状態を取り戻して生きることができた年数と、障害のある状態で生きた年数とが同じようにカウントされてきたことには問題があるとし、後者の年数をいわば「割り引き」する方法でQOLを数値化しようというのがDALYのコンセプトだ。例えば目の見えない人の生存年数は障害のない人の寿命の6掛け（40％減）、移動機能に障害がある人は8・5掛け（15％減）などと「割り引き」される。

これには当然ながら、障害者の命を軽視し道徳的、倫理的に問題があるとの批判が続出し続けているが、その後まったく同じコンセプトで作られたQALY（Quality-Adjusted

Life Year：質調整生存年）とともに、WHOや世界各国の医療行政によって次々に採用されてきた。日本でもいつからかQALYが広く用いられている。「移動の程度」「身の回りの管理」「普段の活動」「痛み／不快感」「不安／ふさぎこみ」の5つの項目ごとに並んだ記述にチェックを入れることで、患者に自分の健康状態を自己申告させ、「完全な健康状態」を1として、その人のQOL値を割り出し、生存した年数と掛け合わせる。QOL値0・8で1年生存すれば、0・8QALY。2年生存すれば1・6QALYという具合だ。

医療経済学の指標だから、私たちの身近には関係がないと思われるだろうか？　医療経済学の指標が変わるということは医療施策が変わるということ。その結果は、私たちの身の回りに様々なメッセージとして陰に陽に送られて届く。

†「健康寿命」のサブリミナルなメッセージ

例えば、いつからか頻繁に目にするようになった「健康寿命」という妙な言葉に、私は初めて目にした時から違和感がぬぐえない。厚労省や内閣府のサイトに見られる健康寿命の説明では、「健康上の問題で日常生活が制限されることなく生活できる期間」「日常生活に制限のない期間」と定義されている。そして、その言葉が私たちに届けられる文脈には、常に「ただ長生きすることではなく「健康寿命」を延ばすことこそが大切です。寝たきりになってまで長生きしたくはないですよね？」というメッセージが含まれている。私がかつて通っていた女性向け体操教室には、はつらつとした高齢女性と寝たきりで表情の暗い女性のイラストが対置されたポスターに「健康寿命を延ばして、介護などを必要とせず、ずっと自立した生活を送りたいですね。そのためにも運動や食事が大事です」と書かれていた。

「健康寿命」という言葉には、「障害があって介護を必要とする状態は健康とは言えない」という価値観が潜み、「健康寿命」が喧伝されるにつれて、その価値観がじわじわと社会に拡げられ共有されていく。介護や支援のサービスを使いながら日常生活を送る高齢者も障害者も世の中にゴロゴロしているが、ではその人たちは「健康ではない」のだろうか。その人たちの生きている生は、価値が低いのだろうか。私たちの社会には「健康寿命」を延ばすことの大切さを説くメッセージが満ちているが、「健康寿命」という文言それ自体が、まさにDALYとQALYの医療経済の指標を社会の一般の人々の無意識に浸透させ、根付かせていくツールと化している。

障害を負って人の手を借りて生活するような状態にはなりたくないですよね。そんな生は生きる価値がないですもんね……。私たちは、それとは気づけないほど隠微にサブリミナルに、ささやき続けられている。まるで、おのおのが努力すれば自己責任で防げることであるかのように。本当は病気も障害も努力だけで防ぎきれるものではなく、いつ誰が「見舞われる」か分からないものであって、だからこそ不運にも見舞われてしまった人を支える仕組みが医療や福祉を含めた社会保障というもののはずなのに――。

†「この治療は無益か」から「この患者は無益か」への変質

気になるのは、「この治療は無益か」と問うはずの指標が救命可能性からＱＯＬへとシフトするにつれ、問いがいつの間にか「この患者は無益か」へと変質していると思われることだ。

この点については、今なお学問的に確立されていない「無益」の定義と関連して、米国の生命倫理学の界隈で議論が続いてきた。例えば、２０１５年には胸部学会、救命救急看護学会、胸部内科学会など複数学会が合同でステートメントを出して、「無益」概念を「生理学的無益（治療に生理学的な効果がない）」に限定した。すなわち「資源の利用可能性や関係者の価値観を問わず（傍点は筆者）、どの患者にも行うべきでない治療」に限定することで、「無益」をＱＯＬから切り分けることを試みたのである。このステートメントは高く評価されたが、一方で治療の利益を患者が喜びと感じることができないなら無益だと、患者のＱＯＬを問題にする「質的無益」論は今なお根深い。

†「質的無益」論の人間観

2021年に日本で翻訳出版された『間違った医療――医学的無益性とは何か』（勁草書房）という本が、出版されるや日本の医療関係者の間で広く読まれていると聞く。著者は、ローレンス・J・シュナイダーマンとナンシー・S・ジェッカー。著者らはゴンザレス事件で治療中止を支持したノーマン・フォストと同じ「質的無益」論の立場に立つ。治療は「効果」だけではなく「利益」を与えなければならないと考え、したがって「利益」を感じることのできない患者には治療は無益だと主張する立場だ。たとえばこの本の以下のくだりがそれを簡潔に表現しているだろう（原典ではこの箇所は全体に傍点が振られているが、他の箇所との区別がここでは無用なので筆者の判断で外した）。

> ……もし患者が治療による利益に価値を認める能力を欠いているなら、あるいは、治療によって患者が生きるために急性期病棟に完全に依存している状態を脱することができないのであれば、治療は無益であるとみなされるべきである。

では、著者らが「治療による利益に価値を認める能力」というのはどういうことを意味するのだろう。著者らは別の箇所で、「人間であるということに必要な特性」という言葉を使い、以下のように書く。

……人間であるということについて最も保守的な立場をとる人であっても、自己や自分の周囲への意識的な覚醒のような属性に対する潜在能力や、痛みや喜びを経験できる能力、他の人と相互作用できる能力を、最低限必要とする。

こうした能力を欠いている人たちについて、著者らは別のところで「過去に人間であった」と繰り返し表現している。では、「痛みや喜びを経験できる能力、他の人と相互作用できる能力」とは、いったい具体的にどういうことを言っているのか。別の箇所を見てみよう。

……医師のゴールは、最低でも患者をある一定の意識覚醒レベルに戻し、人間らしいコミュニティへの参画――仕事をする、愛する人と暮らす、友達に会う、食事をシェアする、子どもや孫が遊ぶところを見る、噂話をする、議論をする、冗談を言う、愛し合う――を取り戻すことだった。……現在患者は、参画どころか、最も最低限の人間としての活動すら経験できないという状態で生かされ続けている。

「無益な治療」論による治療拒否を説く医師らが、「人間である」「人間らしい」「人間としての活動」という言葉を使い、その具体的な内容として「仕事をする」「議論する」「子どもや孫が遊ぶところを見る」などを無邪気にイメージしていることが、私には空恐ろしい。「過去に人間であったとしても、もはや人間とは言えない」「最低限の人間らしい活動すら経験できない」したがって、「この人は治療に値しない」などとみなし、「治療を拒否して死ぬに任せるべき」とこの人たちが切り捨てていく範囲は、いったいどのような障害像までを含み、拡がり得るのだろう。ここで患者に向けられている著者らの眼差しが問題としているのは、治療の無益性ではなく、医学的無益性ですらなく、医師の個人的な偏見に満ちた患者の無益性ではないのだろうか。私はこの本が日本の医療職に読まれることによって、「無益」の定義の中でも最も差別的な「質的無益」に限定された、誤った「医学的無益性」概念が日本の医療現場に拡まることを懸念している。

このように、安楽死で起こっていたように、「無益な治療」論でも対象者の拡大とそれに伴う指標の変質という「すべり坂」が起こっている。しかも米国の障害学者ジェイムズ・ワースは、障害者に与える脅威という点では「無益な治療」論は医師幇助自殺合法化よりも深刻だと憂慮している。「無益な治療」論によって「医師の権限が最大となり、逆に障害のある人々とそのアドボケイトの権限が最小化される」ために、医師の価値観次第で「その人が生きるか死ぬかが決定される」からだ。

†英国のＬＣＰスキャンダル

安楽死が医療現場で日常化されて現場医療職が機械的な思考に陥る現象がベルギーの医療職から指摘されていたが、「無益な治療」論にも同じことが言える。英国に、それを示唆する大きなスキャンダルがふたつある。ひとつは、リバプール・ケア・パスウェイ（Liverpool Care Pathway：ＬＣＰ）のスキャンダルである。

ＬＣＰとは、臨死期での無益な過剰医療への反省をもとに、ホスピスで行われている丁寧な看取りケアを一般病院でも標準化するために作られた、それ自体は優れた臨床実践モデルである。が、一般の病院に広く導入されると、一部の病院では高齢者や障害者の入院時に機械的に適用されて、しかるべきアセスメントもなく鎮静と栄養および水分の停止がセットで行われるようになってしまった。その実態を２００９年に医師数人が実名で大手メディアに告発した。その後もさまざまな方面から「まだかなり生きられる高齢者がＬＣＰによって殺されている可能性が高い」「エビデンスもなしに始められるＬＣＰは、もはやケア・パスというよりも幇助死パスウェイと化してしまっている」などの批判が続出したことから、保健相が独立した委員会を作って調査させた結果、指摘どおりの実態が確認されたためにＬＣＰは使用が禁じられた。

２０１３年に刊行された調査委員会の報告書には、様々な立場の人の声が紹介されたコラムがあるが、家族のコラムのひとつは、「母のカルテには、まるで医療チームが母を死なせる決定をしたことをそれで正当化するかのように、大きな文字で「無益」と書かれていました」。また現場の医療職からは「終末期の患者ケアを改善する手段として作られたものが、今では医療職が治療は続行に値しないと決めた時に、生きる権利を引き上げる方法として利用されているように思われる」との声が掲載されている。

†英国のＤＮＲスキャンダル

同じころに英国でもうひとつ「無益な治療」論との繋がりを感じさせるスキャンダルがあった。一方的なＤＮＲ（Do Not Resuscitate：蘇生不用）指示である。ＤＮＲ（ＤＮＡＲともいう）とは、患者が心肺停止状態になった際に蘇生を試みてはならないという医師の指示のこと。その指示が患者も家族も知らないうちにカルテに書き込まれていると患者サイドからの告発が続き、やがて２０１１年に政府機関の監査でも、高齢者の入院時にはＤＮ

R指示がルーティンと化していること、中には研修医が患者にも家族にも知らせずに書いているケースまであることが指摘された。そして、同年に起こされたのがジャネット・トレイシー訴訟だった。

ジャネットは2011年2月の初旬に肺癌と診断されたが、抗癌剤治療開始の直前に交通事故で首の骨を折り、病院に搬送された。本人は一貫して自己決定能力を有していたが、本人も家族も知らないうちにカルテにDNR指示が書き込まれ、それに気づいた家族が本人は蘇生を望んでいると抗議。一度は削除された指示は、しかしまたカルテに復活する。ジャネットは3月に死亡。本人も家族も知らないうちにDNR指示が行われたことは人権侵害だとして、夫が提訴した。

英国では、医師には無益な治療を提供したり申し出たりする法的義務はない。保健相も一貫してDNR指示に関しては地方ごとのNHS（National Health Service：国民保健サービス）機関の判断に委ねるというスタンスだった。しかしトレイシー訴訟では、2014年6月に最高裁が医師に対してDNR指示の前に患者との話し合いを義務付ける判決を出した。合意の必要までは言われていない。医師の決定権が法的に認められているとしても、患者本人や家族とまったく話し合うこともなく一方的に決めてはならない、という意味合いだろう。これ以後、英国ではDNR指示は患者との話し合いが前提と理解されるようになっている。

しかし、2016年5月にデイリー・テレグラフ紙が報道した英国内科医学会の調査では、死に瀕している患者のDNR指示をめぐって、5家族に1家族が指示の事実を知らされていないことが明らかになった。問題の根深さを感じさせられるデータである。

†日本のDNR指示

ちなみに、日本の医療現場でのDNR指示については、2016年に興味深い調査が行われている。日本集中治療医学会倫理委員会が同学会の評議員施設と会員医師、会員看護師にそれぞれ行った、DNR指示に関するふたつの現状・意識調査だ。そこで浮き彫りになったのは、DNRがさまざまに拡大解釈されて「誤用」されている実態だった。

あくまでも心停止時に心肺蘇生をしない指示であるはずのDNRがカルテに書かれていることによって、その患者には心肺停止が起こっていない段階からさまざまな治療が差し控えられていた。また、本来DNRの適応ではない患者にもDNR指示が出されていたほか、「医師がひとりでDNR(DNAR)を決めたり、複数でも多職種ではなく医師のみで決めることが多い」ことも明らかになった。

また、医師の66%が、患者が後期高齢者であるだけでDNRを考慮すると回答しているし、入院時にDNR指示を検討する理由として日常生活の自立度が低いこと、あるいは自立度が低く重症であることを挙げた医師を合わせると8割を超える。

生々しいのは会員看護師へのアンケート調査の方だ。DNR指示は、終末期の人以外にも高齢、認知症、身寄りがない、日常動作が制限されていることなどを理由に出され、それらの患者で治療が差し控えられていた。さらに自由記述では「家族が希望するとき」「先天性の異常がある場合」「経済的な問題がある場合」にDNRが出されているから驚く。また、「DNRの判断は誰がされていますか」という問いに、看護師の回答は「主治医と他の複数の医師だけで判断する」が43・5%。「主治医だけで判断する」が27・2%。

この調査結果に、日本集中治療医学会倫理委員会も当然のことながら、以下のように書いて「すべり坂」を懸念している。

終末期ではない患者についてDNR（DNAR）指示が出される場合に危惧されるのは、その適応が何の指針もなく広げられることである。……次第に「高齢だから」、あるいは「ADLが低くなることが〝予想されるから〟」という理由に適応が広げられ、やがて、いわば社会的弱者と呼ばれる患者にまで適応が広げられやすい〝滑りやすい坂道〟状態になりかねない。

†「人間らしい」「意味のある人生」とは？

「無益」をめぐる議論を追いかけていると、シュナイダーマンらのように「人間である」ことに条件をあげつらっては、誰かの状態がそれを満たしているかを問う眼差しに頻繁に遭遇する。新生児の救命の判断では、その子が将来「意味のある人生」「他人と意味のあるやり取り」を送れるかが問題にされて、その子が「生きるに値する命かどうか」が決められていく。そんな議論に触れるたびに、でも……と、私の心に蠢く疑問がある。でも、そもそも「人間らしい」「意味のある人生」って、一体なんだ……？　生まれてきた子どもが「生物学的な個体として今現在どのような状態にあるか」が、その子の将来のＱＯＬを決定づけるのだろうか？　その子が「意味のある人生」を送ることができるかどうかを本当に決めてしまうのだろうか？

２００６年にインターネットで海外の生命倫理の議論を追いかけ始めた時、世の中には「パーソン論」なる考え方があることを初めて知り、大きな衝撃を受けた。簡単に言ってしまえば、誰かがパーソン（権利の主体となる人格）と認められるためには生物学上のヒトに生まれてくるだけでは不十分で、理性とか自己意識など一定の知的能力が必要であるとする考え方だ。それによって生き物を「パーソン」と「ノン・パーソン」に序列化する。

ノン・パーソンには道徳的な地位を認める必要はない、だから殺しても道徳的な不正にはならない、とまで説く学者もいる。

そのひとりである功利主義の哲学者ピーター・シンガーによれば、「総量」ヴァージョンの功利主義では「血友病の新生児を殺すことが他者に悪影響を及ぼさない限り、その子を殺すことは正しい」。なぜなら、血友病の子どもが殺されても、両親がその子が生きていたら生まなかったはずの次の子を産むなら、その子どもの方がより良い人生を生きるため、血友病の子どもが殺されるほうが「幸福の総量が大きい」からだ。

こうした議論に触れるたび、私はそこにある人間観に違和感を覚える。人をバラバラの個体として捉え、個体ごとの能力と機能を計量可能なものと見なして、その総和がそのままその個体の価値である、とでもいうような――。その総和に応じて幸不幸が宿命づけられている、バラバラの個体をひとつ任意に取り出してきて、科学技術でその能力をアップしてやれば、そのアップした分だけ、その個体が自動的により幸福になるはずだ、とでもいうような――。人の価値も幸福も何もかもが、足し算引き算の数式で合理的に割り出せるものであるかのように――。

それはあまりにも機械的で皮相的な人間観ではないか。人は、多くの人と多様で複雑な関係性を切り結び、その中から生じる「私にとってかけがえのないあなた」「あなたにとってかけがえのない私」という関係性を生きる、もっと社会的、関係的な存在なのではないだろうか。そして関係性を生きるということは、合理では簡単に割り切ることができないものに取り囲まれて生きることだ。

私たちは誰かを恋する時、自分がなぜその人のことをこんなにも愛おしいと感じるのか、理路整然と説明することができるものだろうか。理由が整然と説明できる恋心なんて、しょせんタカが知れている。でも、そんな、理屈ではどうにも説明がつかない気持ちに私たちは翻弄されて、悶々と夜も眠れなくなる。食事もとれないほど思いつめる。頭の中に互いに矛盾する気持ちがひしめいて、その間で引き裂かれてキリキリ舞いをする。頭の中がしっちゃかめっちゃかになって、言葉にならない思いに絶句する——。

そんな時、私たちは目と目で能弁に語り合っていないだろうか。大切な人とは、手を触れ、体を触れ合うことで心を通わせていないだろうか。そこにある心の通い合いを科学や合理で証明することなどできないけれど、私たちが誰かと関係性を切り結んで生きることの豊かさとは、そんなふうに足し算も引き算もできなければ、まして「総量」を比較したりなど、できるはずがないものでできている。私たちはバラバラに生きている個体じゃない。

†「無益な治療」論と医療コスト

もうひとつ、私が英語圏の医療についてのニュースを読み始めた頃に初めて目にし、あまりのえげつなさに言葉を失ったのが bed blocker という表現だった。ベッドをふさいでいる人——。

『Euthanasia』の著者らも、とりわけ忙しい病棟では治療が長引いている最終段階の患者にスタッフから「そのベッドは、医療を「本当に必要としている」患者のためにすぐにも入り用なのに」という目が向けられると書いていたが、そんな非難を込めて bed blocker という言葉が向けられるのは、死ぬのに時間がかかっている患者の他、高齢者や障害のある人たちだ。カナダのハッサン・ラスーリをめぐる論争にも bed blocker という言葉は出てきたし、この眼差しは様々に言葉を替えて、多くの「無益な治療」係争事件の議論に立ち現れる。そして治療続行を求める患者と家族を非難する。

典型的なのは、2011年のヴァージニア州の「無益な治療」係争事件で、病院サイドの立場を代弁した人の以下の発言だろうか。

「予後が悪い患者のために少ない医療資源をそんなにたくさん自由にする権利が、どうして一家族や一個人にあるのですか？　それは、その資源があれば現に利益を得るかもしれない他の患者を犠牲にすることなのに？」

2011年のカナダのマラアクリ事件では、植物状態と診断された1歳児ジョセフ・マラアクリの気管切開の費用をキリスト教系の支援団体が募金で集めた。そのおかげで米国の病院で気管切開を受けたジョセフは5か月後に亡くなるまでを自宅で過ごすことがかなったが、ピーター・シンガーはその募金について「子ども時代の正常な喜びを経験することも、まして成人することもできないというのに、ほんの数か月だけベッドに横たわっている時間を延ばす代わりに、募金で集めた金を使って150人の命を（途上国にワクチンを届けることによって）救うことができたはずだ」と批判した。

しかし、この論法には引きずられないように気を付けたい。もし本当に救われる命の多寡が問題なのであれば、現実の1人の患者に対する特定の治療にかかる費用に対して、「その費用を他に回せば」と架空の想定で救い得る命の数とが比較される限り、常に現実の1人が負けることが宿命づけられているからだ。その同じ問いを、たとえば臓器移植や遺伝子治療や生殖補助医療を受ける1人の患者にかかるコストについて、「その費用を途上国のワクチンに使えば、いったいどれだけ多くの子どもの命が救えるか」と問うてみればよい。答えはジョセフ・マラアクリの気管切開について問われた場合と変わらない。
　実際には「この人へのこの医療にかかるコストを他に回せば、もっと多くの命を救うことができる」という物言いが問題にしているのは、コストに対して救うことのできる命の多寡ではない。この問いが問われることの意味は、予め問われる患者と治療とが選別されていることにある。この問いが求めているのは答えではなく、その選別への賛同なのだ。「だって、ジョセフのような重度障害児なんかＱＯＬが低すぎて延命コストに値しないだろう？」と。

　シンガーは２００８年のカナダのゴラブチャック事件では、一家が宗教的理由からも治療を求めたことについて、カナダの新聞で「納税者には市民仲間の宗教的信条を支えてやる義務はない」と書いた。「納税者」「義務」という言葉には、一定の状態の人への医療コストに拒否的な姿勢へと世論を誘導する作為が潜んでいる。使われているのはあなたの税金なのだ、あなたにはゴラブチャックのような人への治療にＮＯという資格がある、だって我々のカネでこんな「無益」な人に治療を提供してやる「義務」はないはずだろう？と。

　この巧妙な論法は、対象をいくらでも拡げていくことができるのではないだろうか。例えば、日本でいつか誰かが言っていたように「納税者には、自業自得で腎臓を悪くした人間の人工透析まで支えてやる義務はない」。あるいは「納税者には、生活保護を受けている人の医療まで面倒を見てやる義務はない」。いかにも賛同を集めながら広がりそうな物言いだ。

「無益な治療」論の文脈で一定の人への医療コストをあげつらう言説は、もともと一定の状態の人について「生きるに値するのか」と漠然と感じていた人たちを「そういう人は医療コストに値しない」という価値観へと「すべらせていく」誘導装置として機能している。世の中の経済事情が厳しくなって人々がそれぞれに生きづらさを抱え、医療現場でも効率主義、成果主義が浸透していけば、その誘導装置は作動しやすくなっていくことだろう。

改めて確認しておきたい。「医学的無益性」という概念は本来、特定の治療が特定の患者にとって無益かどうか、つまり「この人へのこの治療は、この人にとって無益か」という問題である。あくまで個々の患者への特定の治療をめぐる医学的な判断の問題なのだ。ところが「無益」をめぐる議論が繰り返されていくにつれて、そこに医療経済の思惑や、おそらくは政治的な思惑までが忍び込んできた。「無益な治療」論には、世の中の人たちの差別や他責の意識を巧妙に掘り起こし、取り込みながら、一定の状態の人への医療を切り捨てる論理へと——つまり「治療の無益」をアリバイにした「患者の無益」論へと——変質していくリスクがある。

†「無益な治療」論が見えなくしているもの

「医学的無益性」をめぐる議論の中心には、「決めるのは医師か、それとも患者サイドか」という対立がある。アーサー・カプランが「無益」をめぐる論争を、「医療専門職のインテグリティ」と「患者の自律（自己決定権）」の対立と捉えたのは興味深い。

「質的無益」を説くノーマン・フォストは数々の講演で「治療については医師が決めることだ。治療しなかったことで法的責任を問われた医師はいまだかつていないし、裁判官には医療のことなど分からないのだから、裁判所にお伺いなど立てず、医師は自分の思うとおりにやれ」と、しきりに説いていた。カナダのラスーリ訴訟でも、医師側から「生命維持中止に患者や家族の同意が必要などと言っていたら、医師は責任ある医療はできない。仮にそれが患者の望みに反していたとしても、患者の最善の利益を判断するのは医師の責任だ」という主張があった。その背景には、無益なのに治療を提供するという行為を続けることは専門性の崩壊に繋がる、という危機感がある、とカプランは言う。

しかし、このように個別の患者の医学的無益性をめぐる議論が「医師の専門職としてのインテグリティが守られるか」という枠組みで捉えられることに、私は危ういものを覚える。「患者の自己決定権」対「専門職のインテグリティとしての決定権」という見えやすい対立構造のみに目を奪われて、一方で「コスト削減の責を負った社会や納税者の代表たれ」と求められることもまた医師にとってはインテグリティの侵害であるはずだ、という対立構造は見えにくくなってしまうからだ。そこには「政治経済からの要請」対「医療専門職としてのインテグリティ」という対立があるはずなのだが、そちらは見えにくくされたままだ。

患者が「自己決定」する「権利」として安楽死が正当化され推進されてきた一方で、医療現場ではこのように患者や家族の意向にかかわらず一方的に治療を中止する「無益な治療」論の包囲網がめぐらされていっているなら、それは一体なにを意味しているのだろう。個々の医師が「治療に値しない」とみなす患者では、結果的に「生きる」という方向での意思決定は認められない。つまり「自己決定」が「権利」として認められるのは「死ぬ」という一方向に限定されているということではないのか。そんなものを本当に「死ぬ権利」といえるのだろうか。双方向に選択肢が開けていなければ「決定権を行使する」ことにはならない。私たちは実は、一方向にしか開かれていないものを「権利」と思いこまされているだけなのではないのか。

3　「無益な治療」論と臓器移植の繋がり

第二章で述べたように、ベルギー、オランダ、カナダ、スペインでは安楽死後臓器提供という形で安楽死と臓器移植とはすでに直結しているが、「無益な治療」論も臓器移植と繋がっている。

†「有望な臓器ドナー・プール」

前述のように、トゥルーグらの臓器提供安楽死の提案に対してエリーが呈した疑問の1つは「自分の意思を表明できない人たちが瞬く間にドナーに含まれていくのではないか？」だったが、重い障害のために自分の意思を表明できない人たちは「無益な治療」論が臓器移植と結びつくことによって、とっくにドナーに含まれている。「含まれている」どころか、彼らは今や「有望な臓器ドナー・プール」と目されている。近年、シートベルトの普及や車両の安全性向上などにより、交通事故による脳死者が激減してきた。そこで、新たに潜在的ドナーとして注目されるようになったのが「無益な治療」論の対象となる患者たちなのである。

現在、臓器移植先進国の病院では臓器ドナー・プール増大策のひとつとして、ICUにいる重篤な患者の中から潜在的臓器ドナーをあらかじめ特定しておくということが行われている。例えば脳に大きな損傷を負った患者、ALSなどの難病患者など、積極的治療や生命維持を「無益」として中止されることが予測される人たちだ。

前述のジョセフ・フィンズは、2012年に米国医師会の倫理学ジャーナルで、まだ患者がICUで集中治療を受けている治療初期の段階から臓器獲得組織OPO（Organ Procurement Organization）職員が周辺をうろついては家族に接触し、臓器提供に向けた働きかけが行われている状況を告発した。フィンズのインタビュー調査に家族らは、OPOの職員らは臓器の獲得に熱心なあまり、病人はもう助からないのだから人工呼吸器は外して臓器を使える人にあげるべきだと、まるで最悪の予後が決まっているかのような口ぶりだったと語り、彼らの「ハゲタカのような振る舞い」への嫌悪感を訴えた。

フィンズは、脳損傷患者の昏睡は終末期の患者の意識喪失のような死の前触れとは違い、むしろ回復の第一段階の可能性があると重要な指摘をし、これら予後が不透明な患者ではせめて臓器提供を勧めることをしばらく自制してはどうかと提案した。が、もちろん顧みられることはなかった。

†心臓死後の提供から脳死後、そして心停止後臓器提供へ

移植医療が「無益な治療」論と結びついていく過程を、簡単に振り返ってみたい。

すでに述べたように、「デッド・ドナー・ルール」に従うと臓器の傷みを避けられないジレンマをめぐって、移植医療界は倫理問題との間で際どいせめぎ合いを続けてきた。「脳死」もそのせめぎあいの中から登場した概念と言ってよいだろう。

広く知られているように、1960年代に「脳死」概念が導入されるまでは、従来の死の三徴候（瞳孔散大・心臓停止・自発呼吸停止）を基準に心臓死が宣告された人からの臓器提供（DCD：Donation after Cardiac Death：文字通りに日本語にすると「心臓死後臓器提供」になるが、なぜか「心停止後臓器提供」と訳される）が行われているのみだった。その後、1960年代に脳死概念が導入されたことから1970年代からは脳死者からの臓器提供（DBD：Donation after Brain Death）が主流となっていく。しかし、それでも移植臓器は不足し続けた。もともと移植用に提供される臓器は「充足」するような性格のものではないだろうと私は思うのだけれど、移植医療の世界はあたかも臓器が必要な患者に行き渡るべきものであるかのように、常に「臓器不足」解消を喫緊の課題として訴え続けてきた。

そこで、「臓器不足」を解消するために90年代に「移植医たちはDCDを復活させた」あ

るいは「再びＤＣＤに注目した」などという説明を見ることがある。が、考えてみてほしい。

従来のように心臓死を待っていたのでは心臓や肺は傷んで移植に使えないし、その他の臓器も新鮮な状態で採れる方が移植後の成績が良いから、血流が保たれた状態で臓器を摘出できるべく「脳死」という新たな「死」の概念が作られたのだった。ありていに言ってしまえば、重篤な脳の機能不全はあるが生きている人を「脳死者」と名付けて新たに「死者」とみなし――つまり「心臓死」から「脳死」へと死を前倒しにして――心臓や肺を含めた臓器をＤＣＤより新鮮な状態で採取できるようにしたのがＤＢＤだった。

それでも臓器が足りないとなった時に、昔のＤＣＤをただ「復活」させても意味はない。さらに臓器を増やすためには、死を脳死よりもさらに前倒しにする必要がある。そこで１９９０年代に「復活」したＤＣＤは、当然のことながら「脳死以前」とは異なる新ヴァージョンだった。当初は「ピッツバーグ方式」や「人為的ＤＣＤ」などとも言われた。「人為的」とは、脳死に至っていない患者から人工呼吸器を取り外すなどして人為的に心停止に至らしめて、拍動が戻らないことを数分間（通常は3～5分）確認してから臓器を摘出することを言う。

１９９５年にＤＣＤに関する国際会議が開かれて、移植医らによってＤＣＤの分類が作

修正マーストリヒト分類と実施される主な部署

カテゴリー	内容	DCDのタイプ	実施される部署
I	来院時心停止	uncontrolled	移植センター 救急部
II	蘇生不成功	uncontrolled	移植センター 救急部
III	予測される心停止	controlled	ICU、救急部
IV	脳死ドナーの心停止	controlled	ICU、救急部
V	ICU患者で予測されていなかった心停止	uncontrolled	移植センター ICU

※註　controlled : 計画した上で実施される生命維持装置からの治療撤退
uncontrolled : 病院内外における突然の心停止

られた。会議がオランダのマーストリヒトで開催されたことから「マーストリヒト分類」と呼ばれる（表を参照。ただしⅤは2000年の修正で追加された）。

表のⅢの「予測される心停止」が、1990年代に登場した新ヴァージョンにあたる。「controlled」とされているのは、心停止が医療の管理下において人為的に引き起こされることを意味している。実施される場所はＩＣＵと救急部。

重篤な状態にあるが脳死に至ってはいない患者から家族等の同意を得て「無益」として生命維持装置を取り外すケースの何よりの利点は、脳死後臓器提供、安楽死後臓器提供と同じく、あらかじめ誰がいつどこで死ぬかが分かっていることだ。準備期間がもてるため移植医療チームの負担が小さく、クオリティの高い臓器を得ることができる。

家族等の同意があれば、患者への医療を臓器保存のための措置にシフトすることも可能だ。

新たに登場した、このDCDプロトコル（マーストリヒト分類のⅢ）については生命倫理学者らから、死にゆく人の利益と臓器を必要とする人の利益の相反や、死にゆく患者へのケアがおろそかにされるリスク、そもそもドナーは本当に死んでいるのかといった疑問など、重大な倫理問題が指摘されている。また、人工呼吸器が取り外される以前から血液の凝固を防ぐへパリンを血管に注入するなど、臓器を保存するための処置がとられることがあり、それはドナーには害となり死を早めているとの指摘もある。

そんな倫理議論が続き、まだ決着を見てもいない1995年に作られたマーストリヒト分類は、世界中の移植医が集まって早々に分類を作り、倫理問題が取りざたされているプロトコルをそこに一分類と位置付けてお墨付きを与えたものと見ることができるかもしれない。だとしたら、「心臓死後臓器提供」ではなく「心停止後臓器提供」という日本語訳は、英語そのものよりもマーストリヒト分類のこのカラクリを的確に訳出していると言えるのだろう。

†デンヴァーこども病院の「75秒ルール」

人為的に心停止を引き起こすこのDCDプロトコルをめぐっては、その後も倫理議論が続いてきた。例えば、心停止後に臓器摘出に取り掛かるまでにどれだけの観察時間を置けば心臓の拍動が再開されないと確認したことになるのかという点だ。マーストリヒト分類が作られた2年後の1997年に、米国科学アカデミーは最低5分の観察時間を置くことと定めた。しかし、移植成功のためには摘出に取り掛かるまでの時間は短ければ短いほどよい。移植医たちはあの手この手で観察時間の短縮を試みた。デンヴァーこども病院の小児心臓移植チームが「75秒観察プロトコル」を発表し、世界中に衝撃を与えたのは2008年のことだった。

論文は、2004年から2007年にかけて生後4か月以内のドナーから行われたDCD3例を報告。3例ともドナーは、治療の継続は無益と判断され、生命維持の中止に家族の同意が得られた患者だった。うち2例で心停止から臓器摘出開始までの観察時間を75秒としたところ、レシピエント（臓器移植を受けた患者）の6か月後の生存率は100%と成績が良かったので、臓器不足解消策として「75秒ルール」を新たに検討してはどうかと提言する内容だった。この論文に対して即座に多くの生命倫理学者から「殺人に等しい」など激しい批判が巻き起こり、デンヴァーこども病院は観察時間を2分に戻した。

この論文をめぐる一連の論争の中で私が特に大きな衝撃をもって読んだのは、論文著者らの「両親が蘇生を望まない以上、その子どもの心臓は死んだのだ」という言葉。そして米国医師会新聞記事の「小児科病院で死ぬ乳児の3分の1は生命維持の中止の後で死んでいる。これらの乳児は命を救う臓器の貴重なプールである」というくだりだった。

臓器プール拡大へと前のめりになる移植医らのこうした発言を受けるように、トゥルーグら一部の生命倫理学者の間から出てきたのが、先に述べた「デッド・ドナー・ルール」を撤廃してしまおうとの提言だった。驚くのは、彼ら「デッド・ドナー・ルール」の撤廃を説く医師や生命倫理学者たちは、脳死概念が科学的には誤りであると認めていることだ。脳死者の中には脳幹が生きている場合があるとのデータが明らかになっていることから、脳死者は科学的には死んでいない可能性があると彼らはまず認める。しかし、その先に向かうのは「だから脳死者から臓器を採るのはやめよう」という主張ではない。我々は今でもすでに死んでいない人間から臓器を摘出しているのだから、その事実を正直に認めて、甚大な脳損傷を負った患者からの臓器摘出も認めることにしよう、患者本人の事前指示や代理人によって生命維持の中止に同意があるなら、倫理的には問題はないと主張するのだ。いわば「臓器提供安楽死」の「無益な治療」論ヴァージョンの提案である。「無益」として治療を中止し死なせる患者からも、生きているうちに臓器を採ったって構わないだろう、と。

死者からしか臓器を採ってはならないというこのルールは依然として撤廃されていない

が、安楽死を自己決定する患者や「無益な治療」論により治療を中止される患者から、生きたまま臓器を摘出する道を開きたい人々によって、これからも撤廃の提言はさまざまに続いていくことだろう。

しかし、トゥルーグらの撤廃正当化論は、論理そのものが「すべり坂」ではないだろうか。臓器移植と「死なせる」こととが結びついた議論には、こうした危うい「すべり坂」があちこちに見える。

†「循環死後臓器提供」への名称変更

2010年には米国の臓器分配ネットワークUNOS(United Network for Organs Sharing)が「循環死後臓器提供 Donation after Circulatory Death」という概念を提唱し、それまでの「心臓死後/心停止後臓器提供 Donation after Cardiac Death」をこれに言い換えた。当時の報道を読むと、その正当化論とは、ざっと以下のようなものだ。

心臓が動いていて血流が保たれている脳死状態で死を宣告することが可能なのであれば、その患者が「死んだ」とみなすために心臓が必ずしも「死んでいる」必要はないことになる。そして、その脳死状態は、心停止によって血流が止まればおのずと引き起こされるのだから、「心臓死」を確認しなくとも「心停止」が不可逆であることを確認すれば死を宣告することが可能であり、したがって、このプロトコルは「心臓死後臓器提供」と言うよりも「循環死後臓器提供」と言う方が、より正確な表現である――。

なるほど「循環死」という新たな概念が「脳死」よりも死を前倒しにするレトリックだということがよく分かる。

このレトリックに対しては、生命倫理学の重鎮ロバート・ヴィーチが「死を構成するものは何かという倫理的な難題を名称変更で解決しようとするのは……意図的な欺瞞たりうる」と指摘した。他にも、脳死は何時間もかけて不可逆であることを確認するのに循環死は数分間で不可逆を確認できるのかという疑問も出された。それらに対するＵＮＯＳ側の反論の中に以下の発言があったことが私にはとても印象的だった。

「それら潜在的ドナーは間違いなく死ぬのだ。すべての関係者がさらなる治療は無益（傍点は筆者）だと合意しているのだから」

†「無益な治療」論との符合

重篤な状態にあるものの脳死状態に至ってはいない人から生命維持を中止して臓器を摘出する新たなプロトコルが登場してきたのが１９９０年代だったことが、ある種の符合を感じさせる。テキサスの「無益な治療」法（ＴＡＤＡ）が制定されたのが１９９９年だ。

デンヴァーこども病院の「75秒ルール」論文が出た2008年といえば、前年にゴンザレス事件があり、同じ年にはゴラブチャック事件があった。臓器移植の世界で上記の動きが相次いでいた時期は、シンガーがゴラブチャック事件で「納税者には市民仲間の宗教的信条を支えてやる義務はない」、2011年のマラアクリ事件で「気管切開の費用を途上国のワクチンに回せば」云々と発言するなど、重度障害者への医療コストが「無益」だとあげつらわれては治療続行を求める家族が非難され始めた時期に当たる。

ここで、ひとつ確認しておきたい。これまで紹介してきた移植医療の視点の議論からは、潜在的ドナーと目される人から「無益」として生命維持等が中止される場合には、少なくとも親族の同意があることが前提されているように見える。しかし、これまで繰り返し述べてきたように、「無益な治療」論とは患者や家族の意向に反しても一方的に治療を差し控えたり中止したりする権限を医療サイドに認める議論である。実際、「無益な治療」係争事件や訴訟では、家族に治療の中止が言い渡された際に臓器提供の話が出たという事例が少なくない。そして、「無益な治療」論と移植医療との連結においても、オランダのコーヒー事件やベルギーのティネ・ニース事件と相似形の出来事が起こっている。

†ナヴァロ事件

米国カリフォルニア州在住のルーベン・ナヴァロ（当時26歳）は10歳の時に副腎白質筋ジストロフィーを発症し、ナーシングホーム（看護師を中心にした医療とケアを提供する入所施設）で暮らしていた。２００６年1月29日、呼吸が止まって病院に救急搬送された。蘇生が行われ人工呼吸器が装着されたが、死が近いと判断した病院はＯＰＯに連絡する。駆け付けた母親に医師は、ルーベンは助からないから家族の意向にかかわらず病院の方針で5日後には呼吸器を外すと言い渡す。

最もラディカルだと言われるテキサスのＴＡＤＡですら家族サイドに病院内倫理委員会で意見を申し述べる場を確保し、転院先を探すための猶予を10日間与えていることを考えると、ルーベンの母親への病院の対応には疑問点が多いが、動転している家族にはそんなことは分からないだろう。それでも母親は息子には回復の兆しが見られると訴えたが、医師は相手にしなかったという。絶望した母親は、ＯＰＯからの電話で臓器提供に同意してしまう。それを受け、臓器摘出チームが病院に派遣された。

ルーベンは手術室に運ばれ、人工呼吸器が取り外された。しかし彼は予想に反して死ななかった。30分以内に死ななければ臓器は使えなくなる。法的には、ドナー患者の死が宣告されるまでは移植チームはドナーの医療に関与してはならないのだが、摘出チームの医師のひとりはそこで大量のモルヒネと鎮静剤の投与を命じた。この時、医師がそれらの薬物についてジョーク交じりに「もっとキャンディをあげよう」と口にしたことが目撃されている。それでもルーベンは死なず、臓器摘出は見送られた。彼が死んだのは集中治療室に戻されて7時間後のことだった。

医師が臓器摘出のために死を早めたとして看護師のひとりが警察に通報し、この事件は米国で移植医療関連で医師が起訴された初めての事例となった。裁判では、手術室での投薬内容がどこにも記録されていなかったり、手術室にいたスタッフの証言がことごとく食い違ったり、移植コーディネーターがルーベンの状態に関する記録を紛失していることも判明した。が、医師は不慣れながらDCDと呼ばれる新しいプロトコルを使ったのだと釈明し、翌年に無罪となった。

実はナヴァロのことは、前述した2010年にウィルキンソンとサヴレスキュが臓器提供安楽死を提唱した論文“*Should We Allow Organ Donation Euthanasia? Alternatives for Maximizing the Number and Quality of Organ for Transplantation*”で何度も触れられている。臓器を提供したいと望んでいたにもかかわらず提供がかなわず、意思を尊重してもらえなかった気の毒な人として——。

第四章　コロナ禍で拡散した「無益な患者」論

1　コロナ禍でのトリアージをめぐる議論

†緊急事態宣言下の困難

新型コロナウイルス感染拡大第一波の2020年3月末、私が理事に名前を連ねている一般社団法人日本ケアラー連盟は、緊急事態宣言下のケアラー（家族など無償の介護者）の困難な生活状況を把握すべく緊急ケアラーアンケートを実施した。381名から回答を得て、大量の自由記述を分類する作業をしていた時、思わず手を止め、しばらく考え込んでしまう場面があった。2人が「トリアージを導入してほしい」と書いていた。いずれも高齢で要介護状態の家族は重症化リスクが高いことを案じ、トリアージが導入されれば感染しても優先してもらえるとの思いから書かれたものだった。

戦場や災害発生時など、医療資源が限られている中で多数の傷病者が発生した場合に治療優先度を決めることを「トリアージ」という。一般には重症度も緊急度も高い人が優先されるものと考えられがちだが、コトはそれほど単純ではない。これまで本書を読んできた読者には、すでに想像がつくのではないだろうか。

2人のケアラーの「トリアージ導入を」という願いを知り、なんと切なく悲しい誤解なのだろう……と私は暗澹となった。英語ニュースを読み始める以前の私が何も知らないまま、生命倫理学とは生命を重んじるための理論構築を目指す学問だと思い込んでいたように、多くの人は生命/医療倫理や医療経済の領域でどんな議論が繰り広げられてきたかを知らないのだ……と改めて思い知らされた。少しでも知っていれば、コロナ禍のトリアージが「無益な治療」論と親和するだろうこと、要介護の高齢者や障害者が優先されないだろうことは容易に想像がつくのに……。

実際、この頃からイタリアの医療崩壊で高齢者がＩＣＵや病院への受け入れを拒まれる事態がしきりに報道されるようになった。日本ではまだ医療崩壊が起こっていないにもかかわらず、それらの報道で煽られた危機感は、日本でそんな事態を回避するための方策の具体的な検討に向かうよりも、むしろ「こんな時だから高齢者が医療を受けられないのも仕方がない」という空気を世の中に醸し出していくように見えた。

米国のトリアージをめぐる議論

新型コロナウイルス感染が拡大すると、病院のベッド、ＩＣＵのベッド、人工呼吸器、人員、そして薬剤の不足が予想される。平時であれば医療資源は先着順に患者に割り当てられるが、資源が逼迫《ひっぱく》してきた時に一体だれを優先するべきなのか——。すでに生命倫理学者らが議論を戦わせていた。何本か読んだ論文の中から、ここではエゼキエル・エマニュエルらによる“*Fair Allocation of Scarce Medical Resources in the Time of COVID-19*（COVID-19時における希少な医療資源の公平な割り当て）”とロバート・トゥルーグらによる“*The Toughest Triage : Allocating Ventilators in a Pandemic*（最も難しいトリアージ——パンデミックにおける人工呼吸器の割り当て）”の２本（ともに3月23日にNEJMウェブ版に掲載）に、ダグラス・ホワイトらの“*A Framework for Rationing Scarce Ventilators and Critical Care Beds During the COVID-19 Pandemic*（COVID-19パンデミック時の希少な人工呼吸器と救急救命室ベッドの分配の枠組み）”（JAMA, March 27, 2020）を加えた３本を中心に、米国の議論を簡単に取りまとめてみたい。

３本とも、いくつかのガイドラインがやっているような、病気や障害や属性などによって患者をカテゴリー化して一定の患者集団を包括的に分配の対象外とするやり方を否定する。それは特定の状態を生きるに値しないとみなす差別になるため、倫理的に認められない。すべての患者を公平に扱うためには最初から特定の患者集団を排除するのではなく、すべての患者を対象に同一の基準を適用して、誰を優先すべきかを判断することが必要である――。３本とも概ねそのように説き、それぞれが考える基準を提言する。

†医療資源の「公平な分配」というロジック

しかし不思議なのは、「すべての患者」に著者らが主張する「公平な基準」があてはめられた場合に、結果的には高齢者や重度障害者、つまりは「ＱＯＬが低い」ことを理由に「無益な治療」論の対象とされてきた人たちが分配から排除されると思われることだ。論文を読んでいると、まるでロジックの手品を見せられているような気がしてくる。

エマニュエルらが限られた医療資源の分配やトリアージで最も重視されるべき価値として挙げているのは、以下の４つである。

①利益の最大化
②人々を平等に扱うこと
③道具（手段）的価値（instrumental value）
④最も悪い境遇にある人たち（the worst off）の優先

「利益の最大化」とは、最も多くの命を救う、あるいは救命後に生きられる年数を最大化すること。「救命後に生きられる年数の最大化」とは、持病があって救命されても数年しか生きられない人よりも、救命後に40年生きられると思われる人が優先されるということだ。さらに、そこに「ライフサイクル」という基準が加味される。若者が治療を受けずに死ねば人生のライフサイクルを生きる機会を失うので、すでに人生の大半を生きた高齢者よりも若者の方が失うものが多い。エマニュエルらはその考え方によって若者を「最も悪い境遇にある人たち」に分類する。

4つの価値の最後の「the worst off の優先」を見た時に、私の頭に浮かんだ「最も悪い境遇にある人たち」とは高齢者や重度障害者や難病患者など、感染した際に最も命のリスクの高い人たちだったため、エマニュエルらの「失うものの多寡」という基準には完全に意表を突かれた。なるほど、そういう考え方もあるのか……。しかしその段でいけば、もともと障害があってQOLが低いとみなされがちな人は、DALYとQALYで6掛け、8掛けと生の価値を「割り引き」されるように、コロナ禍で治療を受けられずに死んでも障害がない人に比べて「失うものが少ない」と判断されかねないのではないか……。

3つ目の価値「道具的価値」は、たとえば最前線の医療職や、感染リスクに身を晒しながら社会インフラを担う、専門性が高く代替えが困難な人たち（傍点は筆者）に医療は優先的に分配されるべきだ、という主張である。エマニュエルらは、これは彼らの命がより価値があるとの判断ではなく、パンデミック対応に不可欠な道具的（手段的）な価値があるからだと言い、金持ちや有名人、政治的な有力者などの優遇と混同し濫用してはならないと釘を刺す。ただし、傍点個所から明らかなように、エマニュエルらが優先せよという人の中に、同じエッセンシャルワーカーと呼ばれていても例えば緊急事態宣言下でもゴミの収集を続けた人たちは含まれない。彼らは「専門性が高く」「代替えが困難」でもないからだ。

「道具的価値」についてはこの3本以外の論文に、「これまで人の命を救ってきた人、いま人の命を救っている人、救命すればその後の人生でまた人の命を助けるだろう人々には、治療を優先することで報いなければならない」といった解説もあった。「過去に人の命を救ってきたか」「救命されれば人の命を救う可能性があるか」と問い、すなわち「その人は社会にとって有用かどうか」と線を引く価値基準に底知れぬ不気味さを感じるのは私だけではあるまい。

また、エマニュエルらは、別の患者を救うために患者から人工呼吸器を引き上げることも「利益を最大化」するためには正当化されると説き、「他の患者を救うために少ない資源を引き上げることは殺人行為ではなく、従って患者の同意を必要としない」とまで書く。この論文には「功利主義的、差別的である」という批判が続発したとのこと。

トゥルーグらはいったん装着した人工呼吸器を他の患者の救命のために引き上げることには、もう少し慎重だ。本人や家族の意思決定でもなく、また呼吸器は無益でもないので、その両方の点から倫理的に正当化はできないと言う。ただし実際にイタリアのようにICU崩壊に瀕してしまえば、そうした再配分もやむを得なくなることは認める。

これら3本の論文で提言されているのはその他、現場医療職を精神的に追い詰めないために、治療中止の判断や家族への説明は当該患者に関わっていないトリアージ担当者またはトリアージ委員会が担うべきであること。患者の状態や利用可能な資源状況の変化に応じて柔軟に判断を繰り返すこと。治療を中止されたり差し控えたりされる患者のすべてが十分な緩和ケアを受けられることなど。ホワイトらはさらに、患者の最後に寄り添えるよう家族に防護服などを用意するなどの配慮と、医療職への心のケアの必要も追記している。

✝年齢による線引き

もうひとつ、米国の権威ある生命倫理研究所ヘースティング・センターのブログに掲載されたエッセイ "*Why I Support Age-Related Rationing of Ventilators for COVID-19 Patients*（COVID-19患者の人工呼吸器に年齢関連の分配を私が支持するわけ）"（April 9, 2020）の分かりやすい主張を紹介したい。

著者フランクリン・ミラーは、人工呼吸器の配分にまずは80歳で線を引くことを提案する。なぜならその年齢だと予後が比較的悪い、もう長年生きて人生を完結させる（live a complete life）機会をもてた、米国の平均寿命79歳を越えている、平均的にいって80歳の人がまずまず健康でいろんなことができる生活をこの先何年も送れるわけもないのだから——。

そして、もっと人工呼吸器不足が深刻になったら70歳以上で持病のある人へと線引きを前倒しし、さらに医療資源が枯渇したら持病があろうとなかろうと70歳に前倒しすればよい。ミラー自身、もう人生は完結した（having lived a complete life）と思っているし、感染して助かったところでどうせＱＯＬが低いから耐えがたい。それなら若い患者のために犠牲になろうじゃないか。そうして大きな社会の共通善に貢献することにやぶさかではない——。

短いエッセイに2度も登場するcompleted lifeは、前述のように安楽死の議論で高齢者の「死ぬ（自殺する）権利」をめぐってよく登場するフレーズである。自分は「人生を生き終えた」からと「理性的自殺」を望む高齢者に共通して見られるのが、まさにミラーのエッセイに色濃いＱＯＬへのこだわりでもある。さらにそこに「大きな社会の共通善への貢献」が登場すると、いやでもその先に安楽死後臓器提供や臓器提供安楽死を連想してしまう。

†日本のトリアージをめぐる議論

日本でトリアージの議論が沸騰するきっかけとなったのは、２０２０年3月に生命・医療倫理研究会の有志から出された『ＣＯＶＩＤ－19の感染爆発時における人工呼吸器の配分を判断するプロセスについての提言』だった。この提言もエマニュエルらと同じく患者の属性で治療の優先順位を決めることを否定し、平等な資源の分配を説く。また、いったん付けた人工呼吸器を取り外して、より救命可能性が高い患者に着ける「再分配」も認めるが、エマニュエルらと異なり、「本人（患者）の同意（本人の事前の意思表示や家族等による意思の推定を含む）を前提とすることを原則とする」。この『提言』には様々な批判が出たが、とりわけ、いったん人工呼吸器をつけた患者から他の患者を救うために取り外す「再分配」の倫理性が厳しく問われることとなった。

たとえば、フジ虎ノ門整形外科病院の内科・精神科医、齊尾武郎は人工呼吸器の再分配について、「消極的安楽死よりも一歩踏み込んだ（あるいは超えてはならない一線を超えた）提言であり……消極的安楽死に係る長年の法的・倫理的議論を捨象している」、患者の同意についても「救命が困難な人の人工呼吸器を救急救命の現場で患者よりも圧倒的に優位な立場にある医療従事者が、意思能力の低下した人に、本人に不利な判断をせよと迫ることになるので、患者の自由意思による治療の中止とはいいがたい」と批判している。

２０２０年11月には日本集中治療医学会も同様の新型コロナウイルス感染症（coronavirus disease 2019, COVID-19）流行に際しての医療資源配分の観点からの治療の差し控え・中止についての提言を出したが、これについても齊尾らは学会誌で異を唱えた。斎尾らの批判のうち一点が私には非常に興味深い。『集中治療医学会提言』に「無益性も考慮」「医学的適切性・妥当性」という文言はあるが「その内容・定義・基準としての位置づけについては何ら言及がない」という批判である（傍点は筆者）。これに対する『提言』著者らからの回答は、「こうした治療中止判断の倫理的妥当性について社会的合意はないことを認めており、現場の判断にゆだねる」というものであったという（傍点は筆者）。まさにテキサスの「無益な治療」法（TADA）にウーレットが指摘していた不備が、そのままコロナ禍での日本のトリアージの提言に潜んでいるということだ。

私はこうした論争に触れるたびに、これまで考えてきた「無益な治療」論の問題点がコロナ禍での医療資源の分配をめぐる議論に勢ぞろいしてくることに、改めて戦慄する思いになった。実際、コロナ禍での医療をめぐる日本の医師や学者の議論には、驚くほど頻繁に、もちろん定義などなく軽々に「無益」「無益性」という文言が登場する。まるで「無益性を考慮して」と一言断っておくことが「委細は現場医師の判断で」という符牒であるかの如くに――。

生命・医療倫理研究会有志の『提言』が出された頃、「集中治療を譲る意思カード」を考案して高齢者に医療を自ら放棄するよう呼びかける医師がいた。「ただでさえ忙しい医療関係者に「命の選択」まで迫るのは酷な話」だから「医療関係者がそのような苦渋の判断をする苦労を少なくする」ために、「我々高齢者が「高度医療」を万が一の時に若者に譲ると言う「意思」を示せばよい」のだと呼びかけた。主張はおおむね上記のミラーと同じだが、ミラーと違って、医療職に苦労をかけないよう患者側が忖度《そんたく》しろと、医師が上から目線で患者に説き聞かせるメッセージになっていることが目を引く。

日本では「尊厳死」法制化を求める声も、患者たちから自発的な声として出てきたというよりも、病院の医療に疑問を投げかける施設や地域の医師たちが患者に向けて「病院の終末期医療では苦しむことになるから、それを避けるために自ら「延命治療」を拒否して尊厳死を選べ」と患者に向けて説く形で広がった。日本の医療の選択をめぐる医師たちの議論に、このように医師が患者に向かって「このような自己決定をしろ（しておけ）」と説く形が多く見られることは、きわめて興味深いといつも思う。ここにこそ、患者の主体的な自由意思による「意思決定」が保障されにくい日本の医療現場の文化的土壌が透けて見えるからだ。

†「クロ現＋」の言葉の使い分けの不思議

2020年12月3日にNHK「クローズアップ現代＋《プラス》（クロ現＋）」の「新型コロナウイルス〝第三波〟迫られる〝命の選択〟」を見た際、私は妙なことに気づいた。重症者への人工呼吸器の装着は「高度な医療」と表現されていた一方、高齢の患者の場合に限っては、番組に映し出された現場での医師から家族への説明においても、番組のナレーションの中でも、人工呼吸器の装着が「延命治療」と表現されていた。

しかし、感染して重症化した患者に呼吸器をつけることそのものは、患者の年齢を問わず「治療」のはずだろう。高齢患者以外には「高度な医療」と言われる同じ医療行為が高齢患者の場合にのみ「延命治療」と別の呼び方をされることには、患者本人や家族への説明においては齊尾が指摘していたように医療従事者による誘導のリスクがある。番組スタッフは、なぜふたつの表現の使い分けの矛盾に気づかなかったのだろう。気づかないまま、番組ナレーションまでふたつの表現を使い分けたのでは、「高齢者に人工呼吸器をつけることは「治療」効果はなく、単なる「延命」にしかならない」という偏見を視聴者に植え付けるサブリミナルな効果を持ってしまうのに――。

また、当時メディアによく登場していた感染症の専門家のひとりが、インタビューで以下の発言をしたことがある。「中年・壮年世代が重症病床を占めれば……何としてでも助けたいというケースが増える……まだもう少し働ける世代の命が奪われるインパクトは社会としても大きくなる」「一家の大黒柱で、まだ子どもを育てないといけない40、50代が感染した場合は積極的治療が適応になる」。

ここには年齢による線引きとともに、患者が「社会にとって有用な人かどうか」を問う意識もくっきりと顔を出している。言い換えれば、この医師は患者が「積極治療の適応かどうか」を「医学的無益性」ではなく「患者の無益性」で測っている。しかも、そのことに恐ろしく無自覚だ。そうでなければ公のインタビューでこんな不用意な発言はしないだろう。おそらく、この医師も「クロ現＋」に登場した医師たちのように、コロナ感染した一家の大黒柱である40代、50代の患者・家族への説明と、80代、90代の高齢患者・家族への説明では、無意識のうちに微妙に言葉を使い分けるのではなかろうか。そして、そこに潜む隠微な誘導には無自覚なまま、後者の患者サイドが期待通りに応じれば、それを「患者の意思決定」として尊重していくことだろう。期待通りに応じなければ、おそらく何度も「説明」と「意思確認」が繰り返されることだろう。

学者たちの議論は「年齢や障害の有無など患者の属性で差別してはならない」と「公平」を強調する。しかし、論文や提言にそのような文字が並ぶことは、決して現場で差別が起こらないことを保障するわけではない。むしろ「差別してはならない」というタテマエの後に繰り広げられるロジックの手品のような議論や、臨床現場に潜むパーソン論的な意識によって、コロナ禍は「無益な患者」論を正当化しつつ医療現場に拡げ、定着させてしまったのではないかと懸念されてならない。

2 コロナ禍が炙り出した医療現場の差別

†「迷惑な患者」問題

　この十数年、本書で紹介してきたような議論を追いかけながら、それと並行して重い障害のある子をもつ親として医療体験を重ねてきた私は、医学・医療の世界にはもともとパーソン論と親和しやすく、障害のある人に対して差別的な文化風土があるのではないか、それこそが実は「医学的無益性」という概念で装われているものの正体ではないか、と疑問を持つようになって久しい。

　そんな私は新型コロナウイルス感染第一波の当初、生命・医療倫理研究会有志の『COVID-19の感染爆発時における人工呼吸器の配分を判断するプロセスについての提言』が物議をかもす前から、重い障害のある娘が万が一感染しても、おそらく呼吸器はつけてもらえないだろうと考えていた。それどころか、重症児者施設で暮らす娘が感染しても新型コロナ指定病院には受け入れてもらえないだろうと考えてもいた。それは懸念や不安というよりも、私にすればむしろ現実認識とでもいうものだった。

　私には、重い障害のある娘が中学生時代に総合病院に転院して腸ねん転の手術を受けた際、術後に痛みのケアを十分にしてもらえなかったトラウマ体験がある。背景にあったのは、「どうせ」こんな重症児には痛みなど分からないに決まっているという偏見と、何が起ころか分からない重症児に余計なことをしたくない医師の保身だったと推測している。親が付き添って痛み止めの座薬を求め続け、娘の障害特性を繰り返し説明してもなお、現場スタッフの障害への無知と無理解はことごとく無用な苦痛や不快となって娘に降りかかった。そして重い障害のために必要な配慮を求めるたび、「手のかかる患者を受け入れてやっているのに、要求の多い迷惑な患者だ」と白眼視された。術後に栄養も水分も摂れず、明らかに脱水を起こしかけているのに、通常の点滴さえ入れてくれない外科医から「これ以上悪化したら大学病院に移ってもらいます」と言い渡された時には、病院に身を置いているにもかかわらず娘がすでに医師らから見捨てられていることに、心が凍る思いになった。

障害領域の医療現場でこそ温かく受け入れられていても、それ以外の医療が必要になったとたんに、一般の医療現場では障害のある患者は「余計な手間がかかってリスクが大きい迷惑な患者」とみなされてきた。どこの障害者施設でも、入所者が外部の医療を必要とする事態となった時に受け入れ先を探すのに苦慮しているし、とりわけ近年では、医療制度に導入された効率化と成果主義により、これまで成人した後も継続して受け皿になってくれていた大きな病院の小児科病棟が障害「者」を受け入れなくなった。その他の病棟、医院などでも「こういう人はうちでは診《み》られません」とあからさまに拒否されることが増えている。とりわけ地域で暮らす障害のある人の家族は、いざというときの医療の確保に多大な不安を抱えて暮らしている。

平時においてもそんなふうに医療から疎外されてきた障害のある人たちが、コロナ禍の医療現場でどのような扱いを受けるかは想像するまでもない。現にデルタ株による第5波のさなか、ある重症児が発熱したので母親が発熱外来に電話で相談したところ、対応する人の向こうから「このクソ忙しい時に障害児なんか診ていられるか！」という医師の怒声が聞こえてきたという話を耳にした。医療現場のホンネを聞いたな、と私は思った。

✝英国メンキャップの報告書『無関心による死』

コロナ禍以前から、障害のある人たちが医療から疎外されている問題を私は個人的に「迷惑な患者」問題と名付け、英国の関連情報を紹介しながら様々に書いてきた。日本ではこの問題はまだ十分に取り上げられていないが、英国では2000年代から知的障害のある人たちの権利擁護団体メンキャップが、医療現場の障害への無理解と偏見により障害のある人が適切な医療を受けられていない現状や、時に死ななくてもよいはずの人が命を落としている実態を指摘し、キャンペーンを張っている。2007年には、医療現場の知的障害への無理解や偏見のために命を落とすことになった6人の事例を報告書〝Deth by indifference〟(『無関心による死』)に取りまとめて、医療オンブズマンに苦情を申し立てた。

そのうちの一例は、知的障害のある成人男性のマーク・キャノン。骨折で受診したものの、痛みを言葉で訴えることができないマークが悲鳴を上げたり壁に頭を打ち付けたりする行動を、医療職は理解しなかった。家族が懸命に代弁しても相手にしなかった。そのため鎮痛が十分に行われず退院調整も不備で、適切な医療が受けられないままマークは食事が摂れなくなって衰弱し、感染症にかかって死んでしまった。

医療オンブズマンがマークともう一例で、現場における知的障害への無理解と偏見が死を招いたと認定したことから、英国保健省は2010年から3年かけて実態調査を実施。その結果、知的障害のある人の死亡件数のうち37％は死を避けることができたケースであり、適切な治療を受けられずに命を落としている知的障害のある人が年間1238人いると推計された。この結果を受け、保健省が2015年に立ち上げたのがLeDeR（The Learning Disabilities Mortality Review）プログラムだ。毎年、知的障害のある人の死亡事例に関するデータを分析し、提言とともに報告書に取りまとめて公開している。

このLeDeRプログラムのおかげで、英国では知的障害のある新型コロナ死者のデータを英国国家統計局ONSの一般人口の新型コロナ死者のデータと比較することが可能となった。LeDeRが2020年11月に出した報告書"*Deaths of people with learning disabilities from COVID-19*（知的障害のある人々のCOVID-19による死）"によれば、両者の最も顕著な相違は死亡時の年齢だった。ONSの一般人口では新型コロナで死亡した人の47％が85歳以上だが、LeDeRのサンプル・データからは、新型コロナで死亡した知的障害のある人では、85歳以上の人は4％にすぎないと推測される。

その他にも、合理的配慮（病院における知的障害の専門サービス、個別ニーズに応じたケア提供の工夫、本人を知っている人たちから慣れない環境で支援を受けることの保障など）が十分に提供されていなかった、半数近くが標準以下のケアしか受けられていなかったことも判明した。また、新型コロナで死亡した人ではフレイル状態または知的障害がDNR（蘇生不要）決定の理由として挙げられていた。そのいずれもDNR決定の適切な理由ではないことが現場で周知される必要があると報告書は追記している。

†コロナ禍で知的障害のある人たちが直面する医療へのバリア

メンキャップも2020年12月に報告書〝*My Health, My Life: Barriers to healthcare for people with a learning disability during the pandemic*（私の健康、私の命：パンデミック時における障害のある人々の保健医療）〟を刊行している。タイトルの通り、パンデミックで知的障害のある人たちが医療を阻《はば》まれている事態を問題視する、この報告書が冒頭で挙げているのは、英国公衆衛生庁が2020年11月に発表したショッキングなデータ——。

知的障害のある人が新型コロナ感染によって死ぬ確率は一般人口の3～4倍。過少報告の可能性を加味し、年齢、性別、エスニシティごとに絞ると、その差は6倍に上る可能性もあるとのこと。その要因として、例えば急性期病院あるいは地域で働いている知的障害看護師へのアンケート調査（2020年）の結果から、以下の問題等が指摘されている。

●回答者の4人に1人が、知的障害のある人が入院した際に家族も支援者も病棟での付き添いを認められない事例を目撃していた。

●NHSの面会禁止のガイドラインは、2020年4月9日の改定で知的／発達障害のある人たちの不穏の回避のために必要な面会と付き添いを例外として認め、さらに5月の改定では身体障害のある人も含め患者のニーズを支援するために必要な面会と付き添いも認めたが、現場での理解が徹底されておらず、対応はばらついている。

●回答者の57％が、知的障害のある患者の退院時に適切な支援を整えるための時間が十分に取られていないと指摘。知的障害のある人の場合、臨床的には退院が可能であっても退院後の支援をすぐに組み立てられるわけではない。本人の健康リスクのみならず、福祉現場の受け入れ準備が不十分であれば安全確保の面からも懸念がある。

これらの指摘は、日本の障害児者と家族がコロナ禍の医療現場で体験している困難にも当てはまる。日本でも2020年6月19日には厚生労働省新型コロナウイルス感染症対策推進本部から都道府県に対して「コミュニケーション支援をはじめ、入院中における障害特性についての配慮も検討」するよう、その一例として「家族等の付き添い」を「院内感染対策に十分留意しつつ積極的に検討するよう医療機関に促」すよう通達が出ている。しかし私たちが耳にするのは、ほとんどが付き添いどころか面会もできないという話だった。

『増補新版・コロナ禍で障害のある子をもつ親たちが体験していること』(生活書院、2023年)において、よかネットあいち(愛知県障害児の地域生活を保障する連絡会)会長の浅野美子は、身近で障害のある人が持病で入院し、面会制限がある中で急変して亡くなった事例を報告している。「完全看護といいながら病院のケアはそれほど手厚くはありません。だからこそ病院でのコミュニケーションの支援は認められてきたはずなのに、「いやいや今はコロナです。面会はできません」……家族は本人の様子を職員からのまた聞きでしか知ることができず、どんなに心配だったことか。本人も、何をされているのか、何のためにされているのかわからなかったろうし、不安でたまらなかったことでしょう。それを知りながら何もできないのは悲しい。そのあげく、会えないままお葬式を出すしかないなんて、悲しすぎました」。

障害者の生活と権利を守る全国連絡協議会会長の新井たかねは、重い障害があり健康状態が不安定な50歳の娘が体調を崩して救急搬送されて入院した際、やはり付き添いが認められなかったために1週間まったく食事が摂れず、やむなく治療途中で退院させるしかなかったという。

また新井が理事を務める埼玉県の障害者施設でのクラスターで感染した人の内、ようやく遠方の病院に入院できた女性ふたりは、感染症の治療は受けられたものの、変わり果てた姿となって帰ってきた。ひとりは食事を飲み込むことすら困難となり、笑顔も言葉もなくした。もうひとりは障害への理解が得られない入院生活に不安定となり、退院後には精神科病院に4か月の入院が必要となった。これらの体験から、新井は「コミュニケーションがとりにくい人たちにとっての厳格な面会禁止、付き添い禁止は命に直結することであって、医療と介護の緊密な連携が必要であり、一歩も引くことのできない重要な課題であるとの思いを強くしました」と書いている。

一方、浅野は親の会で行政に様々な要望を出す中、重大な事実に気づいた。名古屋市に障害のある人の感染者数と療養体制の内訳を質問した際の回答（2021年11月26日）には「現在、障がい児者の感染者に特化したデータの把握については、患者情報としてHER-SYS（新型コロナウイルス感染者等情報把握・管理システム）に入力する「重症化リスク因子となる疾患」の項目にない等の理由から把握が困難であり、そのため感染者数・療養体制内訳の詳細は不明です」と書かれていた。つまり、障害者のコロナ感染者数はカウントされていないということだ。まさに、コロナ感染対策における医療と政治と行政の障害者に対する無関心を象徴する事実ではないだろうか。

そして、その無関心は「迷惑な患者」問題に対する日本の専門職や研究者の無関心にも通じていると私は思う。2000年代に英国では指摘されていた医療現場での障害者差別の実態を、日本で学術的にとりあげたり日本でも実態調査が必要だと考えたりする専門職も学者も、これまでいなかった。

†コロナ禍でトリアージを議論する人たちの無関心

生命・医療倫理研究会有志の人工呼吸器の分配基準の提言他をめぐり、コロナ禍では医療の逼迫に備えて医療資源の公平な分配のためにこそトリアージの基準が必要だという議論と、それは命の選別に繋がると批判する議論が真っ向から対立し、噛み合うことのない不毛な議論が繰り返されている。前者の議論は、私たち当事者と家族の医療現場での体験からは、あまりにも遠く隔たっている。なにより私が不思議でならないのは、なぜ前者の立場に立つ人たちは、障害のある人が平時から医療現場で疎外されてきた事実にこれほどまでに無関心なままなのか、という点だ。

私には、コロナ禍でのトリアージの議論は、コロナ禍以前の医療現場には障害のある人への差別は存在しなかったという前提に立つか、コロナ禍以前から彼らは医療現場の無知・無理解と差別によって適切な医療を受けられずにきたという認識に立つかによって、超えようのない溝を挟んで立場が分かれているように見える。それなら、議論が嚙み合うための第一歩は、「なぜ」障害当事者はトリアージの議論によって命を脅かされると感じるのか、前者の立場が後者のこれまでの体験に謙虚に耳を傾けることではないのだろうか。

英国の一連の調査から、コロナ禍以前から障害のある患者では医療のスタンダードが守られていなかったこと、それが命すら脅かしてきたことは事実として認識されている。日本では未だその問題が認識すらされていないが、それは日本に同じ問題がないことを意味するわけではない。それならば、コロナ禍以前から障害のある人たちが日本の医療現場でいかに「迷惑な患者」とみなされ適切な医療を受けられず苦しんできたか、どのような差別的な扱いで健康や命を脅かされてきたか、当事者と家族のこれまでの体験に耳を傾け、そこから学ぼうとすることから始めてはどうか。

トリアージの基準をめぐる提言の多くは、コロナ禍で医療が逼迫した際にも差別はあってはならないと断っている。そのためには、差別を起こさないための具体的な方策が必要なはずだ。コロナ禍での公平な医療資源の分配について何らかの提言をした人には、英国のメンキャップとLeDeRの上記の報告書を読み、そこで提言されている改善策を日本の医療現場にも導入することを強く呼びかける義務がありはしないだろうか。

たとえば、メンキャップの上記報告書が改善のために提言している主なものは以下。当事者と家族から見れば至極まっとうな提言である。コロナ禍での医療逼迫時においても医療資源の分配に差別があってはならないと言うなら、その先の議論は少なくとも障害のある人については、まずこれくらいは実現してからすべきだろう。こうした具体的な方策なくして、コロナ禍であろうと平時であろうと医療現場における障害者への差別は防止できない。

●より明確なガイドライン

コロナ禍での医療に関するガイドラインの主要部分の中に、知的障害のある人々のニーズへの対応を明記すること。全国のベスト・プラクティスを紹介すること。救急搬送のガイドラインでも、知的障害のある人では病院までケアラーとアドボケイトが付き添えることを、より明確にすること。DNRについて調査を行い、同意がない、あるいは適切な意思決定を経ていない場合にはカルテから削除すること。

●合理的配慮
合理的配慮は、知的障害のある人にとっては命に係わるほど重要。なにが「合理的」かは許容できる範囲によって異なるにせよ、配慮を検討し、可能なところでは配慮をする必要がある。政府と国の保健機関は、パンデミック下での具体的な合理的配慮の事例を示して、より明確な通知を出すこと。
●死亡事例の調査
なぜ知的障害のある人がこんなに多く亡くなっているのか、理由を知るための調査を行い、繰り返されないための予防策を講じること。
●研修
コロナ禍の数か月の体験からはっきりしたのは、医療には文化的変容が求められているということ。危機に際して医療が知的障害のある人たちに向けている眼差しを変えなければならない。彼らは医療現場では最も助けを必要としている、価値ある大切な人たちであり、「犠牲になっても仕方がない人」「知的障害のある人だからみんな同じ」「余計な手間がかかる人」とみなすべきではない。すべての医療専門職がそれぞれの専門領域において、自信をもって知的障害のある人に柔軟かつ個々のニーズに沿ったケアを提供できるためには、研修が重要である。

第三部

苦しみ揺らぐ人と家族に医療が寄り添うということ

第五章

重い障害のある人の親の体験から医療職との「溝」を考える

1　医師―患者関係を考える

†「無益な治療」論の息苦しさ

英語圏の「無益」をめぐる議論を追いかけていると、「決定権はどちら側にあるか」とか「決定権を患者に明け渡すと医師のインテグリティが損なわれる」といった防衛的で敵対的な問題設定に、私はだんだん息苦しくなってくる。近年の英国のガード事件やエヴァンズ事件など、裁判所の命令によって親の目の前で強権的に乳幼児から治療が停止されていく事件の報道に接するたび、いつも感じるのは深い悲しみだ。

確かに、子どもにとって利益がなく苦痛でしかないのに、それを親が理解できず理不尽に治療を求める事態はあるだろう。そういう事態で治療が続行されることは、患者本人のために避けるべきだと私も思う。誤解しないでもらいたいのだけれど、どんな時でもすべての人を生かし続けるべきだとは私は考えていない。もうどうしたって助けることができない段階で今さら甲斐のない治療で苦しめるようなことは、家族にもしたくないし私自身もそんなことをされるのはごめんだ。

悩ましいのは、固有の患者にとって何がベストなのかを見出すことが難しいことだろう。「無益な治療」は断固として医師の判断で中止するべきだと主張する人たちは――「無益」の判断を医師の専門性にゆだねるテキサスのTADAも――医師の予後予想を確実視しているように見えるけれど、本当にそれほど確実なものなのだろうか。もともと医療そのものが宿命的に不確実性を免れないものではないのだろうか。

それを思うとき、ガード事件やエヴァンズ事件のような強制的治療中止の事例で親が体験するもののむごさを想像しないではいられない。「対立」と「争い」が続いた果てに、心身とも疲れ果て、無力感と敗北感を抱えた両親の目の前で、委員会の決定や裁判所の命令によって強権的に生命維持装置が取り外され、子どもが死んでいく――。仮にその決定が医学的あるいは合理的には「正しい」のだとしても、そんな形で我が子を失った記憶を抱えて生きていかなければならない親たちの胸のうちを想像すると、頭で考える「正しさ」だけでいいのか、「医療」とはそんな酷薄なものだったのか、と突きあげてくる思いがある。そういう残酷な事態を回避し、親が納得できるための話し合いの努力を、もう少し丁寧に時間をかけて続けることはできないものか……とやり切れない。

†「白い人」の不思議な世界

重い障害のある娘を持つ親の立場で、これまで36年間それなりに濃密に医療と付き合ってきた。医療について患者家族の立場で思うことは多々ある。いつのまにか海外の障害と医療や生命倫理をめぐる事件や議論を追いかけるようになったのも、今にして振り返れば、重い障害のある娘を通じて医療と関わってきた個人的な体験が原点だった。

36年前、娘が生まれて初めて頻繁に赴くことになった大病院は、一般社会の常識ではとうてい計れないことばかりが起こる不思議な世界だった。そのあまりの不思議に、訪れるたび目の前がくらくらするような思いになった。

当時の私は31歳で、大学の専任講師をしていた。若輩ながら一人前の社会人のはずなのに、病院に一歩足を踏み入れた瞬間から外での身の丈が半分くらいに縮んだような気がする。何も悪いことをしているわけではないのに、どこへ行っても上から目線でバカにされ、叱り付けられる。まるで小学生に戻って、学校中の先生から取り囲まれて邪険に小突き回されているみたいな気分だ。いつのまにか、受付に書類を出すにも「オネガイ……しまぁ〜…す」と卑屈な上目遣いになってしまう。まるで大病院という世界には、患者と家族を卑屈にする魔力でも潜んでいるかのように――。

そこは「白い人」の国。そして、この「白い人」たちというのが、たいそう不思議な生き物なのだった。一見当たり前の人間に見えるが、いろいろとフツーでない。まず、みんな一様に態度がデカくて冷たい。笑わない。ろくにしゃべらない。たまに口を利いたと思うと、乱暴な命令口調か叱責口調。その不思議な国には歴然とした身分制が敷かれていた。一番上が「真っ白い人」である医師で、職種ピラミッドの下へ行くにつれ、その「白」が少しピンクやブルーがかってくる。患者や家族はその最下層。いや、きっとピラミッドに含まれてすらいない。なにしろ「白い人」は「しゃべる人」。患者と家族は「それを黙って聞く人」。「白い人」は「命令し、指示する人」。患者と家族は「それに黙って従う人」。それ以外の想定は、その世界には存在しないようだった。

娘に聴診器を当てて後、一言「点滴！」と処置室を指差される。「あのぉ……やっぱり胸の音が……するんでしょう、か……?」。おそるおそると尋ねてみるが返答はなく、ぎろりと睨みつけられ、音量3倍増しの「て・ん・て・き!」で返されて、おしまい。

「白い人」の想定範囲を超えて患者や家族がものを問うなんてことは、そこでは許されていない。その世界では、「白さ」によって段階はあるにせよ「白い人」は全知全能であるがゆえに「命じる人」「指示する人」。それ以外はすべて無知無能とみなされ、したがって黙って従う人――。それでも、あの時代にだって本を読めば「インフォームド・コンセント」という言葉だって「チーム医療」という言葉だって、いくつも躍っていたのだから、それがまた不思議でならない。

†医師―患者関係に潜む深い溝

医療の世界には、どうしてこんなに無神経な人が多いのだろう……。我が子の障害を知ってからの年月、私の胸のうちにはいつもそういう嘆きがあった。それは私だけではなく多くの母親仲間の嘆きでもあった。

その後、さまざまな医療体験を経《へ》めぐるうちに少しずつ私の感じ方は変わった。今の私は「医療の世界には無神経な人が多い」とは思わない。30年を超える医療との付き合いの中には、未だに許せない言動の記憶もいくつかあるが、そういう人はマイノリティにすぎないことを今の私は知っている。大半の医療職とは良好な信頼関係を築いてくることができたし、助けてもらい支えてもらって感謝している。これまで出会った医療職の大半は普通に温かい心を持ち、良心的に仕事をしている常識的な人たちだった。けれど、一方で私の中に「医療職と患者や家族との間には、深くて大きな溝がある」という思いが強くなってきたのもまた事実だ。

その「溝」を形づくっているものはいったい何なのだろうとずっと考えてきた。今の私は、それは個々の人間性の欠落という問題ではないのだろうと思っている。もちろん、明らかに人格上の問題があるとおぼしい医療職は今なお見かけるけれど、やはり例外的な存在だろう。

その一方で、どんなに誠実に仕事をしている心温かい医療職の中にも、私たち患者や家族から見れば「医師的なもの」「看護師的なもの」「医療専門職的なもの」と呼ぶしかないものが潜んでいる。それが何かの折に私たちとの間に「溝」を作り、私たちを平然と傷つける。私たちが勇気を振り絞って挙げた声や思いを無感覚に弾き返してしまう。そんな体験を、重い障害があって医療との関わりを離れられない子どもを持つ親たちは、これまで繰り返してきた。今も体験し続けている。

その「溝」を形づくっているのは多くの場合、誰かの悪意ではなく、誰かが医療職になっていくプロセスで、あるいは医療の世界で働く年月の中で、むしろ医療職としての善意や熱意を通してこそ無意識のうちに身につけられていく何か。あるいは知らないうちに取り落としていく何か。私たち患者や家族からは「医師的なもの」「看護師的なもの」「医療専門職的なもの」としか形容しようのない何か――。医療の世界に特有のものの見方、考え方、あるいはそこに内在してきた価値観や慣例、そこに含まれる偏向、ある種の「いびつさ」のようなもの――。そんな形容をするほうが正確なのかもしれない。

最近は重い障害のある人の親としてだけでなく、高齢患者の家族や自分自身が患者としても病院のお世話になることが増えたが、剝き出しの命令口調やあからさまに見下しバカにする言動はとっくに消えた今でも、その「いびつさ」は医療現場に偏在し、見えない壁となって私たち患者家族と医療専門職の間を隔てている。

2 医療職と患者・家族の意識のギャップ

†「医療」と「生活」の大きさの違い

私が医療専門職と接する時にいつも感じてきたギャップのひとつに、「医療」と「生活」の関係性の違いがある。「生活」というのは英語のLIFEのように人生、生きるということまで含めた広いイメージなのだけど、ここでは「生活」という言葉で代表させてみる。私たち患者と家族にとっては、「医療」は大切なものであるけれど「生活」の一部にすぎない。もちろん急性期のように、一時的に「医療」を優先させて暮らさなければならない場面はあるにせよ、私たちにとっては「生活」の方が「医療」よりもはるかに大きい。けれど医療職では、その大きさが逆転している感じがする。医療職と話をしていると、「医療」の方が「生活」よりも圧倒的に大きい、医療が生活よりも常に優先されていると感じる。

例えば、地域包括ケアの推進が言われ始めた頃に、病院の医師の一部から「地域の街路を病院の廊下にするぞ！」と張り切る声が聞こえてきた。地域にきちんと医療を届けようとの意気込みはありがたいけれど、そうやって地域の家庭を病院の病室扱いし、私たちの生活の場に急性期病院の価値観で踏み込んでくるのはカンベンしてほしいと、「生活者」である患者サイドは思った。

私は「地域の街路を病院の廊下に」「地域の家々を病院の病室に」などと聞くと、娘のベッドサイドに付き添う母が食事中だろうが着替え中だろうがおかまいなしで、声がしたと同時に（人によっては声もかけずに）さっとカーテンを引いて医師が現れて、ぎょっとさせられた場面がいくつも頭によみがえる。そんな病院の「白い人」文化のまま、患者と家族が主体として暮らしている家庭に意気揚々と踏み込んで来てもらったのでは困る、と思う。

重い障害のある子の親になって以来、医療をはじめとする専門職と付き合いながら、私はいつからか、専門職って「懐中電灯」なんだなぁと感じるようになった。先のＬＩＦＥ（生活、人生、生きるということなど）を仮に広い部屋だとイメージすると、専門職というのはその中のごく狭い一部を照らし出してくれる懐中電灯なのだと思う。ＬＩＦＥという部屋はホールや会議室のような整然とした場所ではなくて、そこには家族のこれまでの歴史の中で蓄積された種々雑多なものが雑然と詰め込まれている。叩いたら舞い上がるほこりも積もり積もっているだろうし、隅っこの暗がりには臭いものや汚いものも淀んでいるに違いない。うっかり戸棚でも開けようものなら、ガイコツが隠されていて度肝を抜かれることだってあるかもしれない。そんな、一筋縄ではいかないものが人の人生というものであるからこそ、医療や福祉が本当に本人と家族のために機能するには、いくつもの種類の専門性をもった懐中電灯が集まって、その部屋をいろんな角度から照らし出してくれる必要があるということなのだと思う。

専門性とは狭い範囲に詳しいことだから、照らし出せる範囲が狭いことに文句を言うつもりは毛頭ない。困るのは、その狭さを自覚できず、専門性の「高さ」を「広さ」と勘違いする懐中電灯が少なくないことだ。そうして自分のことを蛍光灯と勘違いした一本の懐中電灯が張り切ってぶんぶんと勢いよく部屋中を旋回しては、せっかく「チーム医療」だとか「チームケア」の掛け声のもとに集まっている他の懐中電灯が目を回して機能できなくなってしまう。医療とその他領域の「連携」が言われるところでは、そんな場面がなんと多いことだろう。

さらに言えば、その部屋には天井に蛍光灯がちゃんと備わっている。そこにある固有のＬＩＦＥを生きてきた、その部屋の住人である本人であり家族だ。部屋全体を照らし出すことができる本人と家族という蛍光灯が天井にちゃんとあるのに、懐中電灯たちはそのことに気づかない。そうして暗い部屋の中で自分たちだけがあちこちを照らし出しては寄り集まって「本人の最善の利益は何か」「利益とリスクを比較衡量すれば」などと議論している。蛍光灯はスイッチを入れてもらえないまま、指をくわえて天井からそれを眺めていなければならない。医療の世話になろうと思えば、患者と家族は何度そんな場面を経験することだろう。

†「判定」のまなざしを「なぜ」へと転じて他者と出会う

このような医療職と患者・家族の意識のギャップは、医療をめぐる意思決定の場面でも溝を作っている。目の前の患者の医療をどうするかという問題は、医師にとっては「今という時点」において「医学的な正解は何か」という問題なのだな、といつも思う。一方の患者や家族にとっては、固有の人生にあった様々な出来事の連なりという時間軸（線）における「人生」の問題なのに――。

例えば、重症児者が重度化するにつれて親がよく迫られる決断のひとつが、口からの食事を諦めて経管栄養にすることなのだけれど、この決断はどの親にとっても、この上なくハードルが高い。障害は親にとって常に「我が子から奪っていく者」だった。これまで我が子が奪われてきたあれやこれを振り返り、そのうえにさらに食の楽しみという決定的な喪失が追加されるのは、どうしたって認めがたいのだ。この子はこの上まだ、これほど大きな楽しみを奪われるのか……と我が身を切られるような深い嘆きになる。といって、決断しなければ我が子が食事の度に窒息せんばかりに苦しみ続けるのだと思えば、それも耐えがたい。どちらも選びようのない「インポシブルな選択肢」でしかなく、親はその間で引き裂かれて立ちすくんでしまう。

親たちがこのように立ちすくんでしまう時、医療職には「せっかく医学的に正しい選択肢を提示してやっているのに、親がそれに理不尽に抵抗する」姿と映るようだ。そして子どもの利益を専門職として守らねばという使命感から「説得」を試みるにつれ、そこには少しずつ「親が医学に無知だから理解できない」「子どもの最善の利益はこんなに明らかなのに、頑《かたく》なな親が分かろうとしない」と、高いところから決めつける意識が混じり込んでいく。私たち患者と家族は、こんなふうに常に「知って（分かって）いる私たち」VS.「知らない（分かっていない）あなた」という構図の後者に対置されたうえで、「正しいのはどっちか」と「判定」のまなざしを向けられる。その構図の中では「正しい」のは常に「私たち医療職」に決まっている。

けれど親たちがこの立ちすくみを乗り越えて意思決定に向き合うことができるために必要なのは、「正しい」情報の提供でも「正解」へと誘導する「説得」でもないと思う。必要なのはきっと「正しいのはどっちか」という問いを「なぜ？」へと転じることだ。なぜ決断できないのか、なぜ医療職には正しくないと見える決断に向かおうとするのか。必要なのはきっと、その背景にある体験や痛みを語る親の声に、まずは否定も批判もせずに耳を傾け、理解しようとする「共感」の姿勢だろう。意思決定を共有しようとする時、医療職は「正解」をゴールにその場に臨むけれど、親や家族に必要なゴールはおそらく「正しさ」ではなく「心で納得できること」。それはその人本人が自分たち親子のこれまでの人生を振り返る中で考え、自分でたどり着くしかないゴールなのである。

在宅重症児支援でユニークな実践を展開してきた熊本の認定NPO法人NEXTEPの理事長で小児科医の島津智之に、「在宅のお母さんに寄り添い支えるのは看護師よりもヘルパーの方がうまい」という名言がある。母親が悩みを話し始めた時に、医学的知識がある看護師は、そこで答えを出してあげようとするが、ヘルパーはなまじ知識がない分、付き合って聞いてあげる。それがいいんだと、ある時の講演で島津は語った。

実際には職種というよりも個々の専門職の姿勢の問題だろう。看護師ではダメだということでは決してなくて、「そうよねぇ」「つらいねぇ」「どうしたものかねぇ」と付き合って聞いてもらっているうちに、母親が自分で気持ちを整理していくプロセスがあることが大事なのだと思う。その間には専門職から見たら明らかに間違っている発想も出てくるだろうけれど、それをすぐに指摘したり訂正するのではなく、まずは「なぜこの人はこんなことを言うのか」と受け止める、聞いてみる。そんなふうに共感的に聞いてくれる人を得ることによって、親が自分の体験してきたことを振り返り、自分の気持ちを整理していくプロセスが始まる。そうやって親自身が納得できる答えに自分でたどり着けるということが大事なのだと思う。

専門職のほうも付き合って聞いていれば、まるで思いもよらなかった事情や体験を親の口から聞くことになるだろう。そして、まったく違う固有のLIFEの方角から問題を眺めざるを得なくなる。それが、「なぜ？」と問い、まなざしが「共感」へと転じられるということだ。その時、目の前にいる人は「無知な母親」でも「頑なな親」でもなく、ままならない人生を懸命に生きてきた「親でもあるひとりの人」として見えてくるのではないだろうか。その出会いが、「どっちが正しいか」と迫る独りよがりな「判定者」を、自分だけの解を探して懊悩《おうのう》する他者に寄り添う「伴走者」に変える。その時に初めて、本当の意味での意思決定に向けた話し合いがスタートするのだと思う。

†親と医師で食い違う「QOL」

興味深い調査結果が、2012年にカナダの小児科医で生命倫理学者のアニー・ジャンヴィエラから報告されている。

あまりに障害が重く短命であるために積極的治療は無益とされてきた13トリソミーと18トリソミーの子どもをもつ（すでに子が死亡している場合も含む）親たちに調査をしたところ、ほとんどの親たちが障害告知の際に医療職から非常に悲惨な展望を描かれていた。「その子がいたのでは生活できない」と告げられた人が87％。「その子は生きている限り苦しむことになる」と言われた人が57％。「植物状態となる」が50％。「その子がいたのでは家族生活が台無しになる」と言われた人が23％。

ところが、子どもと暮らしている（かつて暮らした）親自身は、ほとんど（97％）が我が子はハッピーな子どもである（であった）、と感じていた。生きた年月の長さとは無関係に、子どもは家族や夫婦の生活を豊かなものにしてくれた、と答えたのである。主著者のジャンヴィエは「我々の研究が示しているのは、医師と親とではQOLとは何かという点で考え方が違う可能性」である、という。

近年、13／18トリソミーの新生児については、積極治療の対象から外されてきたから短命に終わっていただけで、実際には長く生きる子どももいることや手術で生存率が上がること、その後のQOLも多様であることなどが分かってきている。それにもかかわらず、「13／18トリソミーだというと一律にすぐに死んでしまうから治療は無益だとする姿勢と、そうした姿勢に基づくものの言い方が不幸にも多くの対立を生んできた」と、ジャンヴィエは翌13年の論文で書いた。

ジャンヴィエは、医師が家族と子どものウェルビーイング（身体的・精神的・社会的に良い状態にあること）に寄与することができるためには、自分たちの視点と親の視点とは異なっていることを医師が理解し、一律に「致死的」とする姿勢を改めて個別の患者中心のアプローチをとるべきだ、と主張する。そして以下のように書いている。

常になにがしか、私たちにできることはある。……（治療が量的には無益だとしても）こうした悲劇的な時にも私たちは常に家族を支えるためにそばにいてあげることができる。子どもの痛みや不快にできる限りの対応をすると約束することができるし、お子さんにとって一番大切なことは愛してくれるご両親がいることなんですよ、と親に伝えることもできる。……（もちろん非現実的な希望を与えてはならないにせよ）私たちには、お子さんが可能な限り最善の生を送ることができるように力を尽くしますと約束することができる。

「正しい」かどうかという問題に釘付けになっていた医療職の視線が、親子の人生の時間と、そこで生きられてきた固有の関係性へと放たれた時に、そこで初めて見えてくるQOLというものがある。その時に初めて、重い障害と病態だけを見ながら「どうせ、もうできることは何もない」と切り捨てる姿勢が、ジャンヴィエが説く「せめて、なにがしかできることを」と最後まで最善の生を支えようとする姿勢に転換するのではないだろうか。

海外の「死ぬ／死なせる」をめぐる議論を追いかけてきて、いつからか、これは実は「いかに死ぬか／死なせるか」という問題ではなく、終末期医療の問題ですらないのでは……と私は考え始めた。むしろこの問題の本質は、医療が患者（家族）との関係性をいかに問い返していくかではないかと考えるようになった。

3 日本の医療に潜むリスク

安楽死を個人の「権利」と認めて合法化し、なお高齢者や障害者や病者や貧困層など社会的弱者の命が不当に切り捨てられたり脅かされたりすることのない社会は、はたして実現可能なのか――。海外の動向を追いかけながら、そのことをずっと考えてきた。今のところ私には、安楽死合法化の「先進国」にそのチャレンジに成功している例があるとは思えない。まして、権威主義的で、組織や集団からの同調圧力が大きな日本の文化風土の中では、その試みはより危険なものとなるだろう。私は日本で安楽死が合法化されることには、欧米以上にリスクが大きいと考えている。懸念される主な要因として、この章では医療における医師―患者（家族）関係について、次の章では家族について考えてみたい。

†日本の不思議な「インフォームド・コンセント」

「無益な治療」をめぐる欧米の議論や係争事件にみられるように、医師の決定権と患者の自己決定権とは本来的に対立を含んだ緊張関係にある。しかし、日本では前者の権威があまりに大きいため、その緊張関係が意識されることすら少ない。そのため日本の医療職には「患者の権利」そのものへの意識が希薄なように思われる。それは欧米の「患者の権利」概念がいくつかのキーワードに載せて日本に輸入されるや、たちまち肝心の権利概念が換骨奪胎されていく様に象徴されている。

例えば「インフォームド・コンセント Informed Consent（IC）」とは、inform（情報を提供）された上での consent（同意）であり、語義から言って主語は患者。患者が納得できるだけの説明を受けたのちに医師に give する（与える）ものだ。それならば、医師の側で使う際には「インフォームド・コンセントを（患者から）得る」という言い方となるはずなのだけれど、日本では「インフォームド・コンセントをする」と医師が主語となった使い方が当たり前になっている。

「インフォームド・コンセントを取る」と言われる場合もあるが、その意味するところは医師の決定事項を文書化したものを示して患者に署名させること。医師の決定を患者が追認したという「言質を取る」という意味合いのようだ。最近の若手医師の中には、一方的に説明した後で「はい。では、これに署名を」と、かねて用意の文書をささっと繰り出してくる人すらある。そんな事務的なやり取りが「インフォームド・コンセント」と称されている。

†日本型「患者の自己決定」

生命倫理学者のアーサー・カプランに「生命倫理学はホロコーストの灰から生まれた」という名言があるが、「インフォームド・コンセント」の概念は、ナチスが絶滅収容所の囚人たちに行った非人道的な人体実験を機に作られたニュルンベルク綱領で「被験者となる人の自発的な同意が絶対不可欠である」ことを第一原則としたことに端を発しているといわれる。その後、米国では、施設に収容された障害児たちが劣悪な環境下でワクチンの人体実験に使われていたり、梅毒感染した貧しい黒人たちを治療すると騙して実際は無治療の経過を観察していたりと、医療による甚だしい人権侵害が明るみに出たことから、1979年に生物医学研究の倫理における基本原則が作られた。その中で「人格尊重」の実現のために求められたのが「インフォームド・コンセント」だった。

米国の臨床場面での患者の同意原則は、1914年の早くに訴訟で確立されている。検査にしか同意していなかったのに乳房を切除されたとして患者が医師を訴えたニューヨーク州の訴訟で、患者が勝訴。その時に裁判長が「成年に達し、健全な精神をもつすべての人間は、自分自身の身体に何がなされるべきかを決定する権利をもっている」と述べた。

このように、「インフォームド・コンセント」とは、医療によって患者の人権が侵害されてきた歴史の中で議論が積み重ねられて、患者の権利擁護と自己決定権の保障という理念を背負って生まれた概念であり文言なのである。それだけの議論の重みを背負って、患者が医師から納得できるだけの説明を受けたうえで、自らが受ける医療についての決定権を行使すべく与える同意が「インフォームド・コンセント」と称されてきた。その「インフォームド・コンセント」は、しかし、日本の医療現場に持ち込まれるや肝心の権利概念が換骨奪胎されて、医師の決定を患者サイドに示して追認させ文書化する、単なるアリバイ作りの「手続き」と化してしまった。

私はこうした医療現場の慣行を目にするたびに、障害者の医療と倫理の問題を巡って毎日ブログを書いていた頃、日本の医学教育にはこのような生命倫理、医療倫理に関する内容がほとんど含まれていないのだと嘆くコメントが現場の医師から何度も寄せられたことを思い出す。

「インフォームド・コンセント」と同様に、「患者の自己決定」という言葉と概念は、日本の各種のガイドライン等ではさりげなく「患者の意思の尊重」という表現に置き換えられている。日本の医療においては「患者が決める」ことは「医療職の我々が患者の意思を尊重してあげる」ことへと、主体がすり替わってしまうようだ。日本の医療現場には、これほどに医療の主体は医療職であり、決めるのは医師であるという権威主義が根深いということだろう。

前述のように、日本集中治療医学会倫理委員会の調査でも、心停止時に心肺蘇生をしない指示であるDNRを医師がひとりで、あるいは複数の医師だけで決めている実態が明らかになっている。決めているのは実は医師なのだけれど、その判断が患者や家族に説明されて患者側がそれを追認すれば、それが患者の「自己決定」とみなされていく――。数々のガイドラインができた今でもなお、医療現場にはそうした「日本型「患者の自己決定」」が――個々の医師の「常識」として、あるいは医療機関ごとの「文化」として――根強く残っている。

†日本病院会の「尊厳死」の不思議

2015年4月24日付けで日本病院会 倫理委員会から「「尊厳死」――人のやすらかな自然の死についての考察」という不思議な文書が出たが、知っている人がどれほどいるだろうか。公表当時いくつかの新聞で報道もされたが、さほど話題にならなかった印象がある。もはや、ほとんどの人が存在すら知らない文書なのだろうと推測している。が、この文書の不思議はまさに日本の医療現場に偏在する無意識と日本の「尊厳死」の本質を露呈していて興味深いので、簡単に紹介してみたい。なお、この「考察」が出された当時の日本病院会の理事には日本尊厳死協会の役員が名前を連ねていた。「考察」は、意図を説明する日本病院会会長の短い文章1ページと、その後の本文4ページで構成されている。そして本文の「委員会におけるコンセンサス」の中に、以下のようなくだりがある。

延命について以下の例のような場合、現在の医療では根治できないと医療チームが判断したときは、患者に苦痛を与えない最善の選択を家族あるいは関係者に説明し、提案する。

（ア）高齢で寝たきりで認知症が進み、周囲と意志の疎通がとれないとき
（イ）高齢で自力で経口摂取が不能になったとき
（ウ）胃瘻造設されたが経口摂取への回復もなく意思の疎通がとれないとき
（エ）高齢で誤飲に伴う肺炎で意識もなく回復が難しいとき
（オ）癌末期で生命延長を望める有効な治療法がないと判断されるとき
（カ）脳血管障害で意識の回復が望めないとき
・下記の事例はさらに難しい問題で、今回は議論されなかった。
（ア）神経難病
（イ）重症心身障害者

私はこの文書を初めて読んだ時に、「ついに神経難病と重症心身障害者が名指しされた……」と衝撃を受けた。「今回は議論されなかった」対象者がわざわざ挙げられているのは、尊厳死の対象として「いずれ議論されるべき」射程内に捉えられている、しかもそのことを世の中にしかと伝えておこうとする明確な意図があるということだ。

それにしても、神経難病と重症心身障害者が上の（ア）から（カ）の次にターゲットになるというのはどういう思考回路でのことなのだろう。もしかしたら、この文書の作成者は「意思の疎通がとれない」ということを「意識の回復が望めない（＝意識がない）」ことと同じと混同しているのかもしれない。しかし例えばALSなどの神経難病が進行しても、文字盤やIT技術を使えば「意思の疎通」が可能であることは周知の事実だ。重症心身障害者も言葉での意思表示は難しいことが多いが、それは彼らに意識がないからではなく、たいていの人では目と顔の表情や身振り手振りなどによって、家族や日常のケアを担う支援職との間で「会話」が成り立っている。この人たちと「意思の疎通がとれない」のは、周囲が「意思の疎通をとれない」と決めつけて試みようとしないためだ。

上記に引用したくだりには、さらに不思議な点がいくつもある。

まず、2行目の「患者に苦痛を与えない最善の選択」とは全体の文脈からして明らかに

「尊厳死」のことである。その「尊厳死」は本文中で「自分が不治かつ末期の病態になった時、自分の意思により無意味な延命措置を差し控えまたは中止し、人間としての尊厳を保ちながら死を迎えること」と定義されている（傍点は筆者）。

ところが、このくだりで挙げられている6例のうち（エ）と（オ）を除く4例は「不治」ではあっても「末期」ではない。追記の「神経難病」と「重症心身障害者」も、同様に「末期」ではない。一言で言えば、日本病院会 倫理委員会は、自らの「尊厳死」の「不治かつ末期」という定義には当てはまらない人たちへの「尊厳死」を提言しているのである。

もうひとつ不思議な点は、（ア）、（ウ）、（エ）、（カ）の4例は「自分の意思により」決めることができない人たちであること。「重症心身障害者」も、意識はあるが重度の知的障害のため「自分の意思により」医療について決めることが非常に難しい人たちだ。つまり、日本病院会 倫理委員会は「尊厳死」を「自分の意思により」決めるものと定義しながら、実際には自分で決めることができない人たちに「尊厳死」で「死を迎え」てもらおうと提言しているのである。

では、本人の意思によって決められない人に「尊厳死」で「死を迎え」てもらうことを、いったい誰が決めると、この「考察」は言っているのか？

上記引用箇所の最初の部分に「医療チームが判断したときは……家族あるいは関係者に説明し、提案する」とある。医療チームが判断し、家族に説明して、提案する――。そうして「家族からインフォームド・コンセントを取る」のだろうか。

いまだ末期に至っていない人、自分の意思により決めることができない人にも、医療チーム（実質的には医師）が決めて家族に提案し「死を迎え」てもらおう――。この「考察」が提言しているのは、そういうことだ。

思い出してほしい。海外で安楽死が合法化されているところでは、医療職サイドから安楽死の話題を出すことを禁じていることが多い。それは、患者の意思が真の意味で自己決定であることを保障し、医療職を含めた周囲からの圧力や教唆を防止するためのセーフガードである。日本でいうところの「尊厳死」が本当に患者の自己決定に基づくものであるなら同様に、患者の意思を起点に話が始まらなければならないはずだ。

本書をここまで読んできた読者には、すでにお分かりではないだろうか。日本病院会倫理委員会の「考察」で展開されているのは、「患者が決める」話でもなければ、「尊厳死」や患者の「死ぬ権利」の文脈の話でもない。ここで提言されている「尊厳死」は、医師が患者を選別して「死を与える」こと。つまり「無益な治療」論の文脈なのである。

†患者に権利の放棄を説く日本の医師たち

　日本では「尊厳死」の法制化を求める声も、もともと患者サイドからではなく医師から上がったものだ。病院の医療のあり方に批判的な在宅医や施設の医師たちが、病院の終末期医療では患者はいたずらに苦しめられるだけだから、一定の状態になったら患者は自分の意思で積極的な医療を拒否して「尊厳死」や「平穏死」を選べと、医師から患者に向かって説き拡げられる形で議論が始まった。

　やがて「尊厳死」をめぐる議論にコスト論があからさまに紛れ込み始めると、この議論の当初には批判されてきた側である病院の医師の中から患者に向けて、医療制度の持続可能性のために高齢者は医療を自分の意思で遠慮しろといわんばかりの議論も出てくるようになった。コロナ禍では「高度医療を譲るカード」を作って高齢患者に医療を辞退するよう説く医師まで現れた。

　社会保障としての医療コストやコロナ禍での医療資源の分配は、そもそも患者ひとりひとりに解決の責を問うような性格の問題ではないはずだ。むしろ患者の利益は、それらの議論の中に「患者が医療を受ける権利」が正当に位置づけられることにあるはずなのに、日本では筋違いに個々の患者の責に問題が落とし込まれて、「問題解決のために高齢者は忖度しろ。治療放棄を自己決定しておけ」と私たちは医師たちに高いところから訓導されているかのようだ。

患者の権利を保障するための法律を未だ持たないこの国で、日本の医師は――少なくとも一部の医師は――患者に対して「医療を受ける権利を自ら投げうて」と訓を垂れる。そしてまた、医師のみならず政治や行政から陰に陽に送られてくるそうしたメッセージを敏感に読み取り、忖度しては、日本の高齢者の多くが「もう年寄りはあんまり医療を望んでもいけないみたいだから」などと、病気になる前から口にしていたりする。それもまた、極めて日本的な医師―患者関係を象徴する現象と言えるのだろう。

†日本の患者サイドの権利意識は?

英語圏で「無益な治療」訴訟が起こされる時、多くの場合、家族は患者が入院している当の病院を相手に争う。ゴンザレス事件も、ゴラブチャック事件も、ラスーリ事件も、ガード事件も、その他、無益と判断された生命維持の中止決定に抗って家族が起こした訴訟の多くが、患者の入院中に、入院先の病院と法廷で争うものだ。その強靭な精神力を支えているのは、やはり個人の権利への強固な意識だろう。患者が治療を受ける権利。自分の医療について知る権利。自分が受ける治療については自分で決める権利――。それは、医療の主体は患者である自分にあるとの強烈な権利の主張なのである。

仮に、この強烈な主体性の主張を土台にした「患者の自己決定権」という概念の先に、その究極の形として接続するのが安楽死を求める「権利」なのだとするなら、それだけ強固な権利意識に裏打ちされたものであって然りだろう。医療職の権威によって一方的にDNR指示が出されたり、「無益」と判断されて強引に生命維持が引き上げられようとしたりするならば、「知る権利」「自分で決める権利」「治療を受ける権利」「生きる権利」を求めて入院先の病院と法廷で闘うことも辞さないほどに強固な個人の権利意識に裏打ちされているものだ。

翻って、日本の私たちが「お世話になっている」病院を相手に、自分や家族が入院中にこうした訴訟を起こすことができるだろうか？　入院したまま、その訴訟を闘い続けることができるものだろうか？　終末期よりもはるかに手前の医療を受ける時でさえ、診察室で聞きたいこと言いたいことがあっても、不興を買ってはいけないと、医師の顔色を見ながら飲み込んでしまっている日本の患者と家族に——？

昨今、日本でも欧米諸国と同じく「死ぬ権利」として安楽死の合法化を求める声が上がり始めているが、そこで前提とされている「自己決定権」は日本でも患者こそが医療の主体であるとの強烈な主張に十分に裏打ちされているだろうか。終末期の手前の日常的な医療のところから「自分の医療についてはきちんと知る権利」、「自分の医療について自分で決める権利」を要求する強固な意志が、これまで日本の患者の中に育まれてきただろうか。そうした「患者の決定権」を求める声と、専門職のインテグリティとしての「医師の決定権」を主張する声が、はたしてきちんと対立してきただろうか。その対立をめぐる長く粘り強い議論が、私たちの国にもあっただろうか。私には、日本では「患者の決定権」は「医師の決定権」に対してきちんと対立することすら未だできていないのが実情だとしか思えない。

✝早川千絵監督の言葉

2022年12月23日に立命館大学で行われた「映画『PLAN 75』上映会・早川千絵監督トークイベント」をZoomで聞いた際、海外での反響について問われた早川監督が紹介したエピソードが興味深かった。自己決定とはいえ高齢者に安楽死を国が推進するような制度ができるとなれば、自分たちの国では間違いなく激烈な反対運動が展開されるが、映画の登場人物たちが従容と受け入れているのが日本的だと感じた、と言われたというのだ。確かに『PLAN 75』では、ホームレスへの炊き出し活動のすぐそばに設けられた「プラン75」の窓口にトマトがぶつけられるなど、抗議行動があることを示唆する場面もわずかに挿入されてはいるが、主な登場人物たちは制度そのものに疑問や抵抗感を抱いているようには見えない。

これについて早川監督は、集英社オンラインに掲載されたインタビューで以下のように答えている。

決まったことだからしょうがないと受け身でいたり、反対するにしても矛先を向ける相手がわからなかったり、きっと変わらないだろうと諦めたり。あとは完全に思考停止してしまって決まったことにただ従ったりする。日本ではそういう人が大多数なのではないかと考えました。人々の不寛容に対する危機感からアイデアが生まれた作品ではありますが、そういった日本人のムードに対しても危機感を持っていたので、そこをしっかり描くことは最初から考えていました。

立命館大学のトークイベントで監督が『PLAN 75』の世界について「誰がやっているのか顔が見えない中でひとりひとりの尊厳が奪われていく」「『選んで』いるわけではないけど、そっちに流されていく」と表現したのも、私は日本型「自己決定」の本質を的確に突いているという気がした。

†ACPという日本型「自己決定」

このように、医療サイドにも患者サイドにも「患者の自己決定権」概念が未成熟な日本で、最近は「共同意思決定」「意思決定支援」が大流行している。「尊厳死」が「良い死に方」として称揚される一方で、ことさらに終末期の医療においてのみ「患者の意思の尊重」が声高に説かれる。専門職が主導して終末期の医療について意思決定を迫るACP(アドバンス・ケア・プランニング)が「人生会議」と称されて行政の肝煎りで強力に推進されていく。

しかし、ここでもまた見えなくされているものがある。「尊重」されるのは現行制度内での話であり、その制度は、医療でも福祉でも改変されるごとにサービス利用の制限が進む一方だ。が、そちらの実態はACPでは見えなくされている。安楽死合法化と「無益な治療」論とが併存する議論の狭間で、実は「生きる」という方向の選択肢が閉じられていることが見えなくされているのと同じように——。

例えば、東京都医師会のHPではACPの目標は「患者さんの人生観や価値観、希望に沿った、将来の医療及びケアを具体化する」ことと記されている。しかし、医療は効率化が徹底されて、入院当日から患者と家族は「ここには2週間しかいられません。退院後はどこに行かれますか?」と今すぐ次の居場所探しにかかれと尻を叩かれる。介護保険も軽度者の切り捨てが進んで、当初の「介護の社会化」どころか「家族介護」の補充すらおぼつかない。医療でも介護でも地域の事業所は制度による兵糧攻めに苦しみ、人手不足にあえいでいる。そのため、制度はあってもサービスを利用することができない。現場ではそんな制度の空洞化が進んでいるというのに、ACPの啓発ではあたかも「患者さんの人生観や価値観、希望に沿った医療及びケア」がやすやすと実現可能であるかのような幻想がふりまかれている。

ある自治体のACP啓発イベントの講師は、ACPを「人生の最後にワガママをいう機会」だと参加者に語りかけた。だからワガママを言っていい、「人生会議」はそのチャンスでもあるのですよ、と。人生の最後に近づいた高齢者や病人のワガママをそんなにも寛大に聞いてやろうという制度を、国を挙げ地方自治体を挙げて推進してくれるとは、なんと太っ腹なことだろう。そんなに太っ腹で国民住民のワガママに寛大な国や自治体が、どうして地域の老老介護や認認介護や老障介護や多重介護の過酷な実態には手をこまねいているのだろう。

もちろん「共同意思決定」や「意思決定支援」という概念もまた、パターナリズムや一方的な治療中止への反省の議論の先に、なんとか両者で納得できる意思決定をとの模索から出てきた、多くの関係者の情熱と思考の結実であることに疑いはない。けれど、すでに大きな時代の力動が作動している中では、どんなに善意によって練り上げられ作られたツールやガイドラインも、「死ぬ／死なせる」方向へと命を押しやっていく力動に回収されかねない。日本の医療現場に根強い「日本型『患者の自己決定』の文化」を思えば、ACPにも医療サイドの判断を専門職主導で追認させる手続きとその手続きを踏んだことのアリバイと堕すリスクが大きい。

数年前、東京都立駒込病院名誉院長の佐々木常雄がネットのメディアに寄稿した文章で、ACPがどのように患者に治療を諦めさせる誘導とアリバイの手続きと化し得るかを、患者家族から聞いた語りのままに紹介していた。

医師が肺がんの治療はもう無理な状態であることを説明した後、「あなたにとって最善の方法を考えましょう。あなたの意思を尊重します」と言いました。続けて、看護師が「食べられなくなった時には胃ろうは作りません。人工呼吸器はつけません。なるべく苦しまないように希望する……それでよろしいですね」と、ゆっくり繰り返します。兄はひとつひとつにうなずき、それと一緒に医師と看護師もうなずいて、それを看護師が記録していきます。

……なんだか医師や看護師の思い通りに進めるための単なる儀式に思えたのです。……医師と看護師が帰って兄と私だけになった時、「兄さん、あれで良かったの？　私には「いい治療があったら探してくれ」と言っていたじゃないか。もう探さなくていいの？」と尋ねました。すると、兄は「いいんだ。最後はあの医者と看護師に頼むしかないのだから」……

†ステルスで進行する日本型「無益な治療」論という「崖」

英語圏の医療倫理の議論が「パターナリズム」から「患者の自己決定権」へ、そして「無益な治療」論の「医師の決定権」へと経めぐりながら、さらに「共同意思決定」へと、いわば「らせん状」にぐるりと一回りしてきたとしたら、日本にはその「らせん」のプロセスの内実が欠けていることを無視することはできない。あちらの議論はぐるりと「らせん」を経めぐった挙句、慎重論とせめぎ合いながらもグローバルな新自由主義経済その他による各国の財政悪化の中、じわりじわりと命の線引きと切り捨ての「すべり坂」を転がり落ちていこうとしている。こちらでは、その「らせん」を欠いている分、「坂」どころか「崖」が待っているに違いない。

医療現場では今なお医師の権威が圧倒的に大きく「患者の自己決定権」概念が医療職サ

イドにも患者サイドにも十分に成熟していない日本に、「死ぬ権利」という言葉だけが安直に輸入されても、それは人生の最後に患者の意思を本当に尊重するための概念としては機能し得ないだろう。むしろ「死ぬ権利」が喧伝されたり、よもや安楽死が合法化されたりした場合、「患者の自己決定」や「意思決定支援」を偽装した日本型「無益な治療」論がステルスで進行していくことだろう。

すでに進行していることを見せつけられた気がした事件を、この章の最後に簡単に紹介しておきたい。公立福生病院事件である。公立福生病院事件を考える連絡会による『報告集　シンポジウム公立福生病院事件裁判が問うたもの――「死なせる医療」でいいのか!』(2022)によると、概要は以下。

2018年8月9日、腎臓病を患い人工透析を受けていた女性が、透析に使う腕の血管の分路(シャント)が詰まったため診療所からの紹介で公立福生病院腎臓病総合医療センターを受診した。透析を続ければ少なくとも4年は生きられる状態で、紹介の目的も透析継続のためだったが、首からカテーテルを入れる手術を提案された女性は、理由には触れないまま、もう透析はやめたいと言った。これに対して医師は、人工透析は根治医療ではなく腎不全による死を遠ざける延命措置にすぎないとの見解を示し、透析の継続を望まないなら手術を行う必要はなく、その選択は本人の意思である、透析をやめた場合2~3週間で寿命となると説明。女性は医師が作成した「透析離脱証明書」に署名した。

証明書には「現状の病状の説明を医師より受け、内容のすべてを理解した上で、透析医療を離脱することが、死期を早めること等のリスクをすべて承知した上で、透析医療を自己意思で終了することを認めます」と書かれていた。しかし、透析を中止すれば尿毒症、肺水腫の苦しみがあることの説明は一切されていなかった。

女性はその苦しさに耐えきれず8月14日に入院。この時「自分で決めた。だけどこんなに苦しいとは思わなかった。撤回するならしたい」と語ったことがカルテに記録されている。夫も本人が苦しんでいるので手術による透析再開を希望したが、医師は「薬で苦痛を取り除く」と応じた。

8月16日の朝、女性は呼吸困難の苦しみに悶えながら「こんなに苦しいなら透析した方がいい。撤回する」と訴えたが、医師は息子たち（夫は前日に倒れて緊急手術を受けたため不在）に対して、患者が混乱の中で言っていることであり「意識が清明であった時の本人の意思を尊重する」と伝える。

カルテによれば午前11時56分から全身麻酔薬ドルミカムの投与が開始され、17時11分に女性は死亡。カルテには「永眠のためプラン解決にて終了とする」と記入された。何が起きたのか真実を知りたいと家族が２０１９年に10月17日に東京地裁に提訴。２０２１年10

月5日に和解が成立した。

こうした一連の経緯の中で指摘されている主な問題点を上記の報告集から拾い出してみる。

●公立福生病院腎臓病総合医療センターでは2013年の開設以来これまでも、透析の不開始で20人、透析の中止で4人の患者が亡くなっている。裁判の証言やメディアの取材などから、人工透析をしても元に戻せるわけではなく、「対処医療」で延命にすぎないので選択は患者本人に任せ、透析を敢えて勧めることはしないとの病院の基本方針があったことが推測される。しかし裁判所は透析中止が生死にかかわる重大な意思決定であることに鑑みると、医師による説明と本人の意思確認に不十分な点があったと認定した。

●慢性腎臓病の専門医で、裁判で意見書を提出した医療法人清清会清田クリニックの理事長/院長の清田敦彦は、患者はみんな透析をしたくはないが、透析をしたくないからと言って死にたいと思っているわけではないと語り、「本件は透析医療や透析患者心理を理解していない医師が引き起こした事件」だと述べている。

●カルテを確認した清田は、女性は末期状態ではなく、血管も詰まったシャントの代替え方法が考えられないほどに荒廃が進んでいたわけではない、自死を思いとどまらせる努力が必要だったと指摘する。石川勤労者医療協会　寺井病院院長で透析医の島隆雄も「今回のカルテ記載や証言を見ますと、患者に自己決定権があるのだと患者を突き放している。……まさに大事な選択を本人とか家族に押し付けて、医療者側の責任を放棄しているとしか見えません。医療従事者にとって大事なのは、いろいろな難しい場面において患者と一緒になって悩む、ということ」と語っている。

●この事件に関する最も重大な指摘は、投与されたドルミカムが大量であったことだ。清田は以下のように述べている。

あんな量を使うことは普通あり得ません。あの量では、すぐ呼吸不全になり意識がなくなります。もしかすると被告病院の担当医は、直ぐに亡くなると思っていたのではないかと想像します。とすると、緩和ケアとしての処置ではなく、安楽死させたのではないかという疑いが起こります。

この事件に関して詳細に調べた社会思想史家の高草木光一は、『〈反延命〉主義の時代――安楽死・透析中止・トリアージ』（小松美彦他編者、現代書館、2021）の第二章「公立福生病院事件の闇」において事件全体を振り返り、以下のように書いている。

公立福生病院事件では、医師の側に患者のかけがえのない「いのち」に関わっているという印象がまったく感じられない。病院全体が、人工透析の中止・不開始について「患者の自由意思に任せる」という素朴で粗略な姿勢を貫いていて、自ら「技術者」の域を一歩も出ないという立場を表明しているようにさえ思える。

デヴォスらが『Euthanasia』で描き出していた、医療職が患者の「死にたい」という言葉を額面通りに受け止め、「患者の権利」「自己決定」を盾に思考停止して自ら進んで「道具と化している」ベルギーの実態が――医師が勝手に薬の量を増やす「偽装」を含めて――すでに日本の医療現場でも現実となりつつあるのだとしたら、「崖」はすぐ目の前に迫っている。

第六章

安楽死の議論における家族を考える

1　家族による「自殺幇助」への寛容という「すべり坂」

第一部で安楽死の「すべり坂」現象をいくつか紹介した。実は私が家族ケアラーの立場から大きな懸念を抱えている欧米の「すべり坂」が、もうひとつある。安楽死合法化の議論が広がるにつれて、多くの国で家族ケアラーが介護している相手を死なせる行為に対して社会と司法がどんどん寛容になっていくように思えてならない。２０１７年のふたつの事件を紹介したい。

†豪州と英国の家族ケアラーによる「自殺幇助」

オーストラリアのクイーンズランド州で、88歳の父親にその死を早める目的で毒物を飲ませたとして自殺幇助の罪に問われたのは59歳の息子、ピーター・ジョン・ニクソン。父親には認知症と前立腺疾患があり、歩くこともトイレを使うこともできなくなっていた。そんな父親に息子は「眠らせてくれるだけだから」と言って毒物を混ぜたコーラを飲ませた。父親は病院に運ばれ、12日後に死亡。飲ませた薬物が直接の死因となったと検察が立証できなかったことから、無罪となった。

このオーストラリアの事件と前後して英国でも、モルヒネを混ぜたスムージーを飲ませて85歳の父親を殺なせた59歳の男性、ビピン・デサイが「自殺幇助」を認め、判事からその「思いやり」を賞賛されて執行猶予を与えられた。賞賛したのみならず、判事たちは法廷を出るデサイの両横に付き添い、政治的メッセージの色濃い写真をメディアに撮らせたことが印象的だった。

しかし、私は以前からこうした判決が出るたびに不思議でならない。一部の国または州で非犯罪化されているのは、あくまでも一定の法的要件を満たし、かつ法的手続きを経た人に対する医療職による行為であり、一般人が死なせる意図で家族に毒物を飲ませる恣意的な行為とは別の話である。安楽死が合法化されていない地域においても、それらが合法化されている地域においても同様に、家族であれ誰であれ、個人の恣意的かつ一方的な判断で他者に毒物を飲ませる行為は犯罪のはずだ。が、実際には、安楽死の非犯罪化が世界中に広がっていくにつれ、家族ケアラーによる「自殺幇助」にもこのように社会や司法が寛容になっていく現象が頻繁に見られるようになってきた。

家族ケアラーの心理はとても複雑で、その時々の状況によって常に揺らいでいる。苦しい状況であればあるほど、揺れ幅が大きくなるものでもある。私はかつて、心身とも限界を超える娘の介護負担をギリギリで持ちこたえていた時期に、ちょっとした出来事や誰かの何気ない一言によって、一瞬にして自分の気持ちが一方の極からもう一方の極へと振れるのを何度も体験した。デヴォスらの『Euthanasia』で著者のひとりジュリー・ブランシャールは、終末期で衰弱した患者には「綱渡りをしているようなところ」があると指摘しているが、それは疲弊しきったケアラーにも言えることだ。

そもそも家族介護は密室なのに、はたして殺害行為と自殺幇助を厳密に見分けられるものだろうか。それでも、こういう事件が起こるたびに世論は「愛情からしたこと」、「思いやりの行為だ」とむしろ加害家族を称賛する。一定の状態になった人は生きていても不幸だという価値観が人々の間で共有され拡がることによって、家族の恣意的な行為までが社会にも司法にも許容され、「愛によって殺す」行為や「思いやり」として称賛され始めている。

一方では、グローバルな新自由主義経済の広がりとともに各国とも社会保障縮減に向かう中、多くの家族が社会からの支援が乏しい中で過重な介護負担に疲弊している現実がある。介護を家族に背負わせておいて支援をろくにしないまま、追い詰められた家族が介護している相手を手にかけると「愛による行為」と称賛し無罪放免するなら、それは家庭に介護を押し込め、その負担には見て見ぬフリを続ける一方で、その介護実績を免罪符に家族に「殺させる」社会ではないのか――。そんな問いかけを込めて、私は2019年に刊行した拙著に『殺す親　殺させられる親』というタイトルを付けた。

†類型化により見えなくなる家族の実像

安楽死の問題を考えるにあたって、家族はもっと取り上げられ、丁寧に議論されるべきだと私は考えてきた。安楽死の議論に登場する家族は、あまりにも類型化されすぎている。まず必ず出てくる類型化は「愛に満ちて献身的に介護する家族」。しかし、どんな家族も外部からはうかがい知ることのできない複雑な歴史を背負って、愛憎は表裏ではないだろうか。どんな家族にも闇は潜んでいる。

デヴォスらの『Euthanasia』にも、安楽死の意思決定の背後に家族からの圧力や家庭の闇が感じられる事例が多数、語られている。私が最も大きな衝撃を受けたのは、フェルメールが「苦しみが偽装されていた」事例として挙げたナンシー（ネイサン）だ。2012年に性転換手術の失敗を理由にした安楽死として話題になり、日本でも私を含めて何人かが言及してきた、日本でも知られた事例なのだけれど、フェルメールが詳細に解説している背景を読むと、性転換手術の失敗は単なる最後のトドメにすぎない。本当の理由は、幼少期からの複雑な家庭環境と母親からのすさまじい虐待。それにより、アイデンティティの極度の不安定に苦しみぬいた人の中に蓄積した苦悩だった。「死にたい」という言葉の背景を理解することの困難とともに、家族の存在の大きさを痛感させられた。

まったく別の角度から家族について考えさせられたのは、介護施設で暮らすジェニーン夫人の事例だ。この人は、安楽死の要件を満たしていないにもかかわらず、執拗に安楽死を求め続けて医師らの手を焼かせた。後になって判明したのは、妻に知られたくない秘密を抱えた夫が自分の病気を知り、先に妻に死んでもらうべく圧力をかけて誘導していた背景事情だった。

家族にはこういう闇が潜んでいることを、世俗的には私たちは知っている。それなのに、安楽死の議論からはこうした角度の考察が洩れ落ちたまま、「自己決定」だけが問題とされている。それは、恐ろしいことではないだろうか。

「愛に満ちて献身的に介護する家族」の対極の類型化は、「自分の利益のために当事者の命を切り捨てる、自己中心的で愛情の薄い家族」だろう。しかし、後者もまた前者と同じく、あまりにも一面的な見方だと思う。前述のナンシーやジェニーン夫人の事例ほどでないにせよ、どんな家庭もこれまでの長く厄介ないきさつを背負い、大小さまざまな闇をはらんでいる。愛情だけではなく、複雑なこだわりや恨みつらみ、時には憎しみまでも絡まり合っているのが、多くの家族関係の実際ではないか。

もちろん多くは、複雑な思いを秘めつつもそれなりに愛情はあり、出来るだけのことをしてやりたいと願っている家族だろう。けれど、そんな彼らとて、過重な介護負担を延々と担い続けられるほどには体力も精神力も十分でない、生身の普通の人でしかない。人間性に問題があるわけでも障害に対する差別意識があるわけでなくとも、介護に心身をすり減らす暮らしで追い詰められれば、密かに楽になりたいと願うこともあるだろう。

そんなケアラーの苦しみに稀有な洞察の目を向けているのが『Euthanasia』第5章の著者、リヴカ・カープラスだ。彼らにはまず「愛する者が苦しんでいる姿を目《ま》の当たりにする痛み、楽にしてあげられない痛み、病の進行と体力とエネルギーがだんだんと失われていくのを見る痛み」がある。日々の介護や病院への付き添い、専門職との折衝など煩雑《はんざつ》なケアラーとしての役割に追われるうえに、たいていの家族はそれ以外にも子育て中であったり、家庭の主たる稼ぎ手であったりするなど多様な社会的役割を担って暮らしている。そんなケアラーには心身ともに「多大な疲労」が蓄積していく。カープラスによる以下の一節を読めたことは、家族ケアラーの立場でこの問題を考えてきた私にとって、この本と出会った最大の喜びだった。

家族と友人の苦しみに注意を払うことは、病む人へのケアの不可欠な一部である……彼らは、他者が置かれた状況のリアリティの中でその人のそばにいる。彼らがそこにいるとは、そこに愛があるということでもある。それでもやはり愛する者が苦しむのを目の当たりにする痛みと、あるいは蓄積し続ける疲労から、家族や友人が無意識であれ、死が訪れて患者の苦しみを——自分の苦しみも——終わらせてくれと願うことがある。安楽死が合法的な選択肢として提示されれば、家族は意識的であれ無意識であれ、解決策として患者をそちらに向かわせたり、患者の安楽死の要請を解放として歓迎したりするかもしれない。必要なのは、そうした立場にある者たちを非難することではなく、こうした難題が付きまとっているとわきまえておくことだ。

家族を類型化して扱うことは、こうした難題が付きまとっている事実から目を背け、それを「わきまえ」ようとしない態度だろう。安楽死の議論において介護する家族の生活状況や複雑な心理にもっと目が向けられ、現実的な支援が行われない限り、医療職が「「患者の選択」の陰に隠れて」「自分を守る」ニーズと同じものが、家族の中にも潜み続けていくに違いない。

†残された家族の苦しみ

フェルメールが言及している、安楽死によって大切な人を失った家族の「サバイバー症候群」も、安楽死の議論に家族を位置付けていく視点として重要だと思う。「死が人為的に引き起こされると、グリーフ（大切な人を亡くした時に経験する悲嘆）のプロセスがずっと困難なものとなることが少しずつ明らかになってきている」と彼はいう。

その苦しみを、2016年にBBCのクルーを連れてスイスにわたり、ライフサークルで医師幇助自殺を遂げたサイモン・ビナーの妻、デボラが手記に綴っている。夫の決断は妻としては不本意だったので翻させたいと力を尽くしたが、最終的には本人の意思を尊重するしかなく、スイスでの医師幇助自殺に付き添った。2018年に出版した“*YET HERE I AM One woman's Story of Life After Death*（それでも私はここにいる——ある女性の［夫の］死後の物語）”(Splendid Publications) で、医師幇助自殺（手記では assisted dying/death と表現されている）は残された者に「もっと何かできたのでは」と果てしない自問と自責を背負わせて、グリーフを複雑にし「独特の傷痕」を残す、と書いた。

デボラには、夫の死の3年前に癌の娘を看取った経験がある。娘の看取りは互いに最も深い次元の愛に触れる経験だったが、夫の死には「決着がついていない」感じが付きまとう。頭では「死ぬ権利」の議論は納得できるし反論もできないけれど、「心はなおもＮＯと言う」。「魂の次元でしっくりこないものがある」。そんな彼女の言葉は、論理で物事を割り切ることが苦手で、家族関係が欧米よりもはるかに親密な日本の私たちにとって、とてつもなく重いのではなかろうか。

家族や友人にも目を向けることは、安楽死の議論で「自己決定する個人」から「関係性を生きる者としての人間」へとまなざしを深めることだと思う。そして、それはきっと、人が人をケアするというのはどういうことかを、安楽死の議論を通じて問い直すことでもあるのではないだろうか。

2　家族に依存する日本の福祉

†日本では、家族介護が「含み資産」

私が日本では安楽死を合法化することのリスクが欧米以上に大きいと考える理由のひとつに、家族規範が強く、家族を優先して個としての自分の生き方を貫きにくい文化的特性がある。日ごろは社会の様々な場面においても家庭においても周囲との調和が重視され、個人の思いを表現するには細かく気を遣わなければならないのに、死ぬ時だけは敢然と個人の意思を貫くことができるものだろうか。

欧米で安楽死や自殺幇助を希望する理由では、耐えがたい苦痛のほか、障害を負った自分の状態や不自由な生活を受け入れがたいことなど、「自分」をめぐる理由が中心だが、日本ではほとんどの高齢者が最大の懸念として声をそろえるのは「家族に迷惑をかけたくない」。日本では、おそらく今でも要介護状態になったり終末期を意識したりすると、本人、家族、専門職までが「家族のために」を暗黙に織り込んだうえでの「本人の意思」によって、様々な選択がされていることだろう。

良好な関係の家族ばかりではないし、介護負担や財産をめぐる思惑が絡めば、家族それぞれの関係はさらに複雑化する。「本人の意思」の裏には、そんな家族との関係がペタリと貼りつき有形無形の圧となっている可能性を侮ることはできない。

そんな日本の緊密な家族関係をさらにのっぴきならないところに追い詰めているのが、家族介護を含み資産として織り込んだ日本の福祉のありようだ。障がい者制度改革推進会議（平成22年6月7日）に提出された資料「障害者制度改革の推進のための基本的な方向（第一次意見）」の「第4　日本の障害者施策の経緯」の中に以下のくだりがある。

「日本の障害者に対する介護は家族中心であり、福祉・教育・医療を含む生活全般を家族に依存している。この深刻な家族依存は、家族に重い負担を課し、障害者に対する重大な人権侵害となり、あるいは社会的入院・入所の要因となっている。精神保健福祉法が改定（1999）されるまでは、精神障害者の保護者は、日々の生活の介護だけではなく、治療を受けさせ、他人に害を与えないよう監督する義務を負わされていた。1998年、仙台地方裁判所は親がこの監督責任を果たさなかったことを理由に1億円もの損害賠償を命じ、ようやくその理不尽さが広く理解され、自傷他害防止の監督義務だけは法文から削除された。しかし、依然として家族の責任は軽減されていない」。

1990年代後半から福祉制度改革によって社会支援の市場化が進められ、介護は家族の自己責任へと押し戻され続けてきた。総理大臣が「自助、共助、公助」と公言するはるか前から、制度が改変されるたびに「公助」は後退の一途をたどってきたのである。人手不足も深刻で、現場では制度の空洞化が進んでいる。

近年、成人後の障害者の生活は親、特に母親が支えている実態が様々な調査で炙り出されている。2014年に障害者の生活と権利を守る全国連絡協議会等が行った「障害児をもつ家族の暮らしと健康の実態調査」では、主たる介護者の91％が母親だった。障全協等は2018年に次の調査を行っているが、主たる介護者が母親という回答は73％に減り、父親やきょうだいが増えた。しかしそれは、母親の負担を見かねて他の家族が頑張り始めたということでは決してない。高齢化で母親が介護を担えなくなったり、亡くなったりしているのである。逆に言えば、死ぬまで、あるいは倒れるまで母が介護を担い続けた挙句、なおも介護は家族に背負わされているということだ。

2018年の調査で「「家族介護はもう限界」と思ったことはありますか」の問いに「常に思っている」と「時々思う」を合わせると、66％が家族介護に限界を感じていた。近年ヤングケアラーがとみに注目を集めているが、親亡き後の障害者のケアがこのまま家族の責任とみなされていくなら、きょうだいたちがとっくに「ヤング」でなくなった後になって、親が担っていた介護負担がきょうだいたちに背負わされていくことが必至である。

ヤングケアラーへの支援の必要が周知されていく一方で、こちらの問題は未だに見えないままとなっているが。

†老障介護の現実

重い障害のある子をもつ高齢期の母親約40人にインタビューを行い、その結果を2020年に『私たちはふつうに老いることができない――高齢化する障害者家族』（大月書店）という本に取りまとめたが、そこで語られたのは壮絶な地域生活の実態だった。

「地域移行」「共生社会」「ノーマライゼーション」といった美名のもとに、国の方針で施設は増えない。一方、地域生活を支える支援制度はむしろ空洞化し始めている。「地域移行」の受け皿として期待されていたはずのグループホーム（GH）でも、人手不足で多くが週末の帰省や通院、入院時の付き添いが家族に義務付けられるなど、家族依存のGH生活となっている。もともと重度者を受け入れるGHはほとんどないが、近年では政府が民間の参入を推進した結果、簡単に儲かるビジネスとしてGH立ち上げの支援を請け負うセミナーが横行している。専門知識も福祉マインドも乏しい職員を集めては安直に軽度者向けGHが立ち上げられる一方で、誠実な事業所であればあるほど報酬改定の度に現場の締め付けによって採算がとりにくくなるばかり。親たちは重い障害のある我が子を安心して託せる暮らしの場が見つからないまま、年齢相応に不調を抱えたまま自分が介護を担い続けざるを得ないのが現状だ。

親たちも高齢化に伴い、高血圧、高脂血症、白内障、腰や膝の異変、骨粗しょう症など、年齢相応に身体を傷めている。手術が必要になった人もいるが、重い障害のある子をケアする親たちにとって入院は容易ではない。入院するには病人自身が協力者を求めて奔走し、その間のわが子の居場所とケアを確保して、療養環境を自分で整えるしかない。地域の支援資源の状況によっては、自分の治療や療養は諦めざるを得ない。そのうえ、老親や配偶者と我が子との多重介護生活となっている人も多い。

インタビューをし始めた当初、転んで大けがをした人が多いなという印象を受けた。インタビューを進めていくと、たいていは多重介護生活になっている人たちだった。ある人は、寝たきりの息子を自宅で介護しながら、別居の姑のケアも必要となってしばらく経ったころ、在宅診療に来た医師の診察を手伝うために息子のベッドの足元から回り込もうとして躓《つまず》いて転び、腕の骨を折った。またある人は、寝たきりで医療的ケアを必要とする娘が昼間デイサービスに行っている間に、食事を作って、電車で片道1時間のところで独居している自分の母親に届けに行っていた。そんな慌ただしい生活の中、ゴミ出しに行った時になんでもない拍子に躓いて転び、膝に大けがを負った。

そんな母親たちに「親亡き後」への思いを問うと、全員が絶句した。しばらくして押し出すように呟《つぶや》くのは「考えられない……」。頭では考えなければならないと分かっている。けれど、今でも地域に資源がないから老いても老いていないフリ、病んでも病んでいないフリで介護を担い続けるしかないのに、親亡き後のことなんてどうしたらいいのか考えられない……と。

†家族に「殺させる」社会

コロナ禍においても、医療機関・介護施設への支援は講じられる一方で介護家庭への支援はほとんどなく、コロナ禍は介護や子育てなどを担う女性たちをさらに追い詰めた。女性の自殺のみならず女性による介護殺人も増えている。

働きながら祖母の介護を担っていた22歳の女性が祖母を手にかけた兵庫の事件、ひとりで3人の高齢者介護を担っていた嫁がその3人を殺害した福井の事件、30年間寝たきりの息子を介護してきた女性が自身も体が不自由となったうえに夫も脳梗塞で寝たきりになり、家に火を放った千葉の事件などなど、多数の介護殺人事件が起きている。これまで介護殺人の加害者は男性が多かったが、コロナ禍で逆転したと言われる。

一方、相次いで3人の家族を介護するうちに30代の男性自身が精神障害を発症し、認知症の祖母を殺害した事件もあるなど、介護を担っていた加害家族自身にも障害があった事件も目に付く。いったん「介護する家族」と見られてしまうと、「家族だからできて当たり前」という思い込みから、ケアラー自身が要介護状態になっていることが周囲から見えなくなってしまうのではないだろうか。私たちの社会は、ことほどさように「家族なら介護するのは当たり前」という規範が強く、ケアラーその人がひとりの人としてどのような状況にあるかには無関心を決め込んでいる。

ケアラーとて、食事と睡眠をとり心身を休める生理的な必要があり、当たり前に疲れもすれば病みもする生身の人間である。どんなに深い愛情があろうと、どんなに必死の努力をしようと、生身の人間にできること、耐えられることには限界がある。それが介護というものの現実なのだ。自分自身が生きるに生きられないところへと追い詰められてしまったら、家族だって、見捨てるしかなくなる。見捨てることができなければ殺すしかなくなる。

「ノーマライゼーション」「共生社会」などの美名のもとに、支援なき地域の家族の中へと高齢者と障害者の棄民は粛々と進められている。制度が変わるたびに高齢者と障害者は医療も福祉もじわじわと奪われてきた。日本では命の線引きも切り捨ても表立った議論にならないまま、むしろ社会の空気と社会保障制度の改変を通じてじわじわと兵糧攻めが進められ、見えにくい形で広がっていく。そんな現実を前に、私には「死ぬ／死なせる」の問題を介護・家族・ジェンダーの問題を抜きに議論してもらっては困る、という思いがある。

「死ぬ／死なせる」へと人を導いて「家族に殺させる社会」は、とっくに現実となっている。「死ぬ権利」や安楽死をめぐる議論の外側にも広く深く目を向けて、問題が重層的に絡まりあう複雑さの中で考えなければ、「死にたいほど苦しい人がいるなら死なせてあげよう」という素朴な善意は、そんな恐ろしい社会への後押しともなりかねない。

3　苦しみ揺らぐ人に寄り添う

†患者の苦しみのリアリティを理解する

デヴォスらによる『Euthanasia』を読み、日本で翻訳紹介したいと考えた理由はいくつかある。ひとつは、ベルギーの医療現場で「すべり坂」が現実となっている実態が具体的に明らかにされていること。次に、なぜ安楽死が緩和ケアと混同されてはならないかについて、どの著者も深い憂慮をもち、説得力のある議論を展開していること。なにより私が惹かれたのは、「第5章　安楽死の問題に直面している人々——患者、家族と友人、医療職」の著者、前述のリヴカ・カープラスの洞察の深さだった。

カープラスは患者、家族と友人など患者と親密な関係にあるケアラー、医療職の三者それぞれの苦しみについて詳細に洞察している。そして、それらの苦しみが、安楽死が可能になっている状況の中でどのような意味を持つかを炙り出しながら、医療職は患者の安楽死の要請にどう対処すべきか、考察を深めていく。

まず「安楽死が合法となっているそれらの国々で安楽死が認められる基本的な基準が苦しみなのだとすれば、まずその苦しみのリアリティを理解しようとすることが大切」だと説き、患者の様々な苦しみについて丁寧に分析する。医師であるカープラスが患者の苦しみを理解しようとする眼差しは「医療」にとどまらず「生活」へ、また「生活」の中での患者の内面へ、そして、そこにある「関係性」へも放たれている。

例えば身体的な痛みひとつとっても、ひとりで病室で過ごす時間には耐えがたくなり、家族や友人と一緒にいれば比較的しのぎやすかったりする。鎮痛剤が届くのを待っている間の患者は、その状況を自分でどうすることもできない無力感に苦しむし、そんな時間に感じる痛みには新たに転移したのだろうかと不安が増大すると彼女は言う。

†患者の主観的苦しみのリアリティ

孤独と不安、状況に対する無力がいかに「痛み」を増幅させるかについては、私自身も家族や友人の看取りの中で痛感してきた。とりわけ、ある身近な人が癌末期となり溜まった腹水を初めて抜いた日の記憶は、10年近く経った今になっても思い出すと胸がヒリヒリとしてくる。

その措置が予定をずいぶん繰り上げて始まったために、付き添う約束をしていた私は開始に間に合わなかった。「どこにいる?」と苛立ちと不安に満ちた声でかかってきた電話に慌てて駆けつけると、その人はいつもの病室の真ん中に移動したベッドの上で、青いシートで覆われた大きく膨れたおなかに太く長い針を刺されて、全身をこわばらせていた。床にもシートが敷かれ、おなかの針から流れ出す腹水を受ける大きなタライが置かれている。そんな異様な光景が出現した病室は、いつもよりも広くがらんと感じられ、その人はまるで誰もいない手術室にひとり置き去りにされた人のように見えた。

私の顔を見ると、ほんの少し安心し、耐えていた気持ちのタガが外れたように大量の言葉が口から溢れ出た。痛い。こんなに痛いものなんだろうか。腹の中が外界と繋がっている状態だから細菌感染に気を付けろと言われたが、何時間もかかるとも言っていた。そんなに長い間こんな状態でいろというのか。感染は本当にだいじょうぶなんだろうか。腹水はちゃんと抜けているんだろうか。後で様子を見に来ますと言っていたが、まだ誰も来ない。いま何時だろう？　痛い。さっきからどんどん痛みがひどくなっている。こんなに痛いのはおかしいんじゃないのか。何かまずいことが起こっているんじゃないのか。なんで誰も来ない。看護師すら様子を見に来ないなんて、おかしくないか。まさか忘れられているんじゃないだろうか……。

しばらくして、主治医が「どうですか？」とさっそうと入ってきた。温和で誠実な主治医とは信頼関係ができている。病人は縋りつくような顔で迎えた。医師は床にしゃがみ込み、おなかの針からタライへと繋がったホースを無造作にちょっと持ち上げると「ああ、順調に抜けていますね。あと3時間くらいかなぁ」。それだけで病人は顔色を取り戻し、全身から力が抜けた。医師が立ち上がって短く言葉を交わし、「後でまた様子を見に来ますね」といって出ていくまでの数分間に、その人は結局一度も痛みを訴えなかった。医師が去った後、さっきまでとは別人のように落ち着きを取り戻していた。

こうした体験を家族や友人の看取りの中で記憶しているのは、私だけではないだろう。医療職にとっては癌末期の患者の腹水を抜くのは、日常的に行う措置にすぎない。それに伴って患者が体験する痛みとして意識されるのも、身体的な痛みのみなのかもしれない。

一方、患者には未知の体験に臨む不安、自分の体の内部が無防備にも外界と繋がってしまうことの恐怖、その状態に長時間耐え続けなければならない辛さ、そんな治療を受けなければならない重大な病に見舞われた情けなさ、それらを傍で共にしてくれる人がいない心細さなどが絡まり合って、状況により身体的な痛みを増幅させ、耐え難いものへと募らせていく。私があの日目撃したのは、まさにそういう主観的な苦しみの痛切さだった。

カープラスは、このような患者の主観的な「苦しみのリアリティ」を医療職が理解しなければ、身体的な苦しみの程度や持続時間について「客観的な」不十分な捉え方しかできないと指摘する。

さらに病状が進めば、病気や治療による外見の変貌や身体機能の低下にアイデンティティを脅かされる人もいるし、尿や便失禁の恥ずかしさや屈辱も耐えがたい苦しみとなる。生活の多くをコントロールできず他者に依存し、主体性を奪われて生活せざるを得ないこと、周囲の人との関係性が変わってしまうことも苦しみの元となる。入院中の人では、夫婦間の親密さやセクシュアリティを表現することにも環境面を含め様々な困難がある。

しかも、それらの身体的、心理的、関係的、実存的、スピリチュアルな苦しみは「蓄積する」性格のものだ。蓄積し、自分の置かれた状況を耐えがたいと感じるようになれば、こんな状態で生きるくらいなら死にたいと望むのは人間としての根源的な反応でもある。

が、同時に、その状況を変えられるなら別の選択の余地があることがそこには含意されている、と彼女は言う。まず何より大切なのは、苦しみを語る言葉に真に耳を傾け、その苦しみのリアリティをその人が感じているままに理解しようとすることだ。

†患者とともに取り組む

安楽死を緩和ケアと混同してはならないと説く医師らの多くがそうであるように、カープラスを含めた『Euthanasia』の著者らは、患者の「死にたい」という言葉を額面通りに受け止めて死なせてあげようとする態度を「理解」とは見なさない。患者から安楽死を要請するような言葉が出てきた時には、どのように対応すべきかを医療職は慎重に模索しなければならない、と彼らは考える。その「最初のステップ」として、カープラスはまず苦しみを語る言葉に真に耳を傾け、ありのままにその固有の苦しみのリアリティを理解しようとする必要があるというのである。

私はこのくだりを読んだ時、カープラスが説いているのは、私が意思決定の場面で医療職に望む「なぜ」への視点の転換のことではないか、という気がした。「この人はなぜ「死にたい」と言っているのか」「なにが死にたいほどに苦しいのか」へと視点を転じ、その人固有の人生にある固有の苦しみのリアリティへと想像力の手を伸ばせ、と言っているのだ、と。大きな意思決定を前に立ちすくむ親の正しさを問う「判定者」から「なぜ」と問う「共感」へとまなざしを転じることによって、「伴走者」となってほしいと私が医療職に望むように、カープラスは「この人は安楽死の要件を満たしているか」と「判定」する医師の眼差しを、「苦しみの軽減に向けて何ができるかを本人とともに考え」ながら苦しみに「伴走」する姿勢へと転じようと促しているのだ、と。

どの著者も、どんなに緩和の技術を尽くしても少数ながら一定の割合でどうしても痛みをコントロールしきれない患者があることを認めている。たとえばフェルメールは約5%の患者で「痛みがあまりにも複雑で多因子に起因するために、医療チームにもなすすべがないことがある。しかし、そういう場合にも、様々な深度での鎮静という手段をとることはできる」と書いている。

カープラスはその段階に至ったとしても、「患者とともに最も適切な薬を選び、副作用を特定して治療し、状況に応じて薬の量を調整する方法を提供することもできる。そうすれば、例えば見舞い客がある間はしっかり目を覚ましていて、他の時間はうつらうつらしていたいと選ぶ人もあるだろう」。患者が子育て中の親であれば子どもが学校から帰ってきた時のために体力を温存しておきたいかもしれないし、どうしても出かけたい親戚の集まりや会いたい人があるという人もいるだろう。患者の苦しみを理解しようと努め、その苦しみを語る声に謙虚に耳を傾けながら、ともに取り組むことによって「状況を改善する手段をともに探す道はいくつも開けてくる」。何度も繰り返される「ともに」という言葉に、カープラスのあるべき緩和ケアへの思いが込められている。

カープラスは次に、苦しむ患者のケアラーである家族や友人に目を向ける。前述のように患者と親密な関係にあるケアラーもまた苦しんでいるからだ。カープラスが安楽死の文脈で「家族や友人の苦しみに注意を払うことは、病む人へのケアの不可欠な一部である」と述べていることを、私はとても貴重な視点だと思う。緩和ケアにおいては家族のケアは当たり前の大切な視点とされてきた。安楽死をめぐる議論からはこの視点が完全に洩れ落ちている。

†医療職の苦しみとそこに潜むリスク

一方、そのように苦しむ患者と家族に寄り添い続けることは、医療職の側にも痛みを伴う。とりわけ、もはや治療の選択肢が残されていない状況では、病と苦しみを癒す訓練を受けてきた医療職には自分の役割を果たすことができない辛さがある。そこに安楽死への誘惑が忍び込んでくる、とカープラスは看破している。

安楽死は患者を排除することによって苦しみを排除する。そして、それによって患者の苦しみと向き合う義務も排除してくれる。提案できる治療の選択肢がこれ以上なく、改善の見込みを示せない時、医師にとって患者と家族の苦悩と日々向かい合うことは苦痛になる。皮肉にも、安楽死は医師の権威を取り戻してくれるように見える。もはや命を救う能力はなくとも、まだできることは残っているのだ。死を与えることによって。

安楽死には医師の「万能幻想」と「権威」が関わっていると洞察するカープラスは、忙しい病棟で「お荷物」視され「bed blocker」視されるような患者では、それが安楽死の要請を医師が承認する動機になっている可能性も指摘する。さらに恐ろしい可能性は、治療が行われた後になってそれが無益だったと判明するような、医師にとって困難な状況下では、「安楽死が「過ちを修正する」選択肢のように思えるかもしれない。そうなれば、要請が——あるいは拒絶が——できる状況ではない患者に、安楽死がひそかに行われてしまいかねない」ことだとまで彼女は言う。

しかし実際にそういう患者に「安楽死がひそかに」行われるなら、それはベルギーでも「殺人」のはずだ。行われるとしたら、多くの場合はカープラスが言う「安楽死」ではなく、「無益」として医師の判断で一方的に治療を引き上げる形をとるのではないだろうか。

つまるところ「無益な治療」論も、安楽死とは別の形で医師が「死を与える」ことなのだ。

†意思を翻した人たち

カープラスなど『Euthanasia』の著者を含め、安楽死と緩和ケアを混同してはならないと考える多くの医師は、患者の「死にたい」という意志がいかに不安定で、変わりうるものであるかを体験的に知っている。この本の中にも「死にたい」という意思を変えた人の事例がたくさん出てくる。フェルメールが言及しているひとつは、私自身リアルタイムの報道に触れた時に強い印象を受けて、何度も書き物で紹介してきた事例である。

2015年に複数のメディアが数か月にわたって詳細に報道したのは、24歳のローラ（またはエミリー。どちらも仮名）。機能不全の家庭で育ち、子どもの頃から自殺を考えつづけてきた。自傷行為もあったし精神病院への入院もあった。現在は友人もできて独り暮らしをしているが「生きることは自分には向いていない」と自宅での安楽死を決心し、必要な手続きを経て医師と実行日を決めた。

実行予定日の2週間前に、彼女は親友2人と公園にピクニックに行き、決心を打ち明ける。エコノミスト誌のビデオを見ると、親友たちはいきなりの告白に戸惑っている。すぐにもストップをかけたい自分の気持ちと本人の意思を尊重すべきだという思いとの狭間で引き裂かれ、言葉が見つからずに困っているように見える。その2人が、安楽死実行予定の当日に訪ねてきた。「本当にやるの？」と聞かれて、答えられなかったという。そして、夕方5時に医師がやってくると彼女は「できません」と告げた。

おそらくローラ自身にも、自分がなぜ翻意したのかを理路整然と言葉で説明することなどできないだろう。2人の親友がそうだったように、相矛盾する思いが人の中にはたくさんあって、それが大切なことや大切な人であればあるだけ、人はそれらの間で引き裂かれてしまう。それが、様々な関係性の中で生きているということなのだと思う。「意思」が覆った背景にあった複雑な気持ちの変化を理路整然と説明することなど本人にだってできないだろうけれど、2週間前の公園での親友との時間があったこと、その2人が当日に心配して訪ねてきたことが、彼女の翻意に影響したことは間違いないだろう。

米国には、ちょうどその逆の事例がある。「死ぬ権利」推進派の活動家で生命倫理学者でもあるマーガレット・バッティンの夫は自転車事故で四肢まひ、人工呼吸器依存となった。その夫が急変した際、本人は「死にたい」と意思表示をしていたし自身も「死ぬ権利」推進活動家でありながら、バッティンは救急救命室に運び込んでしまった。しかし救命された大学教授の夫は、やがて呼吸器をつけて講義を再開し、生きることを喜びと感じ始める。そんな夫婦の穏やかな生活がニューヨーク・タイムズ紙で報道されたのは201

3年7月17日だった。ところが、わずか10日後の27日、夫は突然に気持ちを翻し、人工呼吸器のスイッチを切ってほしいと要望する。モルヒネが打たれて呼吸器が止められ、彼は死んだ。

バッティンの夫の死を知った時、私はあまりのことに茫然とした。人の心はこんなにも不安定に揺れ動くものなのだということがショックだった。そんなにも不安定なものである人の心が一方に大きく揺れた時に、それが「意思」として言葉で表現されるや、一定の状態にある人ではこんなにも簡単に実現されてしまうのだということがショックだった。

世界的な大新聞に報道されたのだから様々な反響があったことだろう。その中には不愉快な反応だってあったことだろう。そんな「非日常」の強い刺激に晒され続ける渦中の人は気持ちが張り詰めて、ハイな精神状態になるものだと思う。そして、その後には当然のこととして揺り戻しが起こってくる。健康な人間だって気持ちが不安定にアップダウンするものだろうに——。

†意思は不変で強固か

「意思」と言う時、私たちはそれを感情とは切り離すことができるものとイメージする。理性的・合理的な思考によって形作られ確認されるもの。だからそこには一貫したものがある——。そんなイメージだろうか。意思が一貫していることが理性的であることの証明であるかのように前提されがちだけれど、「意思」とはそんなふうに常に言葉でくっきりと余すところなく表現できる、不変で強固なものなのだろうか。

本当は、言葉では拾いきれない思いや、合理で説明できない気持ちが私たちの中には沢山あって、「意思」として言葉にできるのは常にその一部でしかないんじゃないだろうか。人の思いは「何色」と名付けられるような単色ではなく、様々な色が混じり合い、いくつもの色の「あわい」で常にグラデーションとなって揺れ動いているものだと思う。

揺らがせるのは、その時々のちょっとした出来事だったり、人との関わりや、人のちょっとした言葉だったりする。大切なものやかけがえのない人のことであればあるだけ、私たちは言葉や論理で説明できない、互いに相矛盾する思いをたくさん抱え込んで、そこで引き裂かれてしまうものではないだろうか。気持ちや思いというものがそれほどに不確かでつかみどころがないものなのだとしたら、それと完全に切り離すことなどできない「考え」や「意思」だってまた、常に揺れ動く不確かなものだろう。

私たちの気持ちや思いや意思が生起したり形を変える場所は、きっと「自分」という閉じられた内部というよりも、たぶん「誰か」と「私」との間なのではないか。人は常に自分自身とも対話を続けているものだから、その「他者」の中には「自分自身」も含まれているだろう。私が自分自身を含めた他者と出会い関係を切り結んでいるところ。自分を含めた他者とのやりとりを鏡にして私が私自身と新たに出会うところ。そこで、感情も思いも意思も形作られては、常にまた形を変えていく――。私たちが関係性とその相互性の中で生きる社会的関係的な存在だというのは、きっとそういうことなのだと思う。

それならば医療もまた、目の前で病み苦しむ人との関係性と相互性を引き受けることによってしか、患者を真に救うことはできないのではないだろうか。

『Euthanasia』の著者らが批判的に描き出す、「死にたい」という患者の言葉を額面通りに受け止め、その「意志決定」を実行するのが自分の職務と考えたり、無邪気な善意から安直に安楽死を提案したりする医療職は、目の前で病み苦しむ人と自分との間に固有の関係性を切り結ぶことを拒否している。フェルメールが「患者への共感の振りをして、しかもしばしば無意識のうちに、病者の苦しみと絶望から自分を切り離すための手段として安楽死を使う医療職が増えてきている」と指摘しているように、患者の意志を尊重しているように見えて、その実、彼らは患者を突き放している。それは「寛容」でも「思いやり」でもなく、単なる「無関心」にすぎない。『Euthanasia』の著者らが嘆きとともに描写する医療現場でなにより恐ろしいのは、その無関心の冷ややかさだ。その冷ややかさによって、病み苦しむ人たちから尊厳がはぎ取られていく。

4　苦しみ揺らぐ人の痛みを引き受ける

†自分の無力という痛みに耐えてかたわらに留まり続けるということ

三十数年前、私たちの娘はひどい難産のあげく重度の仮死状態で生まれた。おそらく今の欧米であれば、救命治療は「無益」として「死ぬに任される」状態だったのではなかろうか。生まれるなりNICUの保育器で人工呼吸器をつけられ、しばらくのあいだ生死の境をさまよった。やっと容態が落ち着いてきた頃のある日、NICUから「人工呼吸器が外れた」と知らせがあり夫婦で駆け付けると、迎えてくれた医師は本当に嬉しそうだった。「でも、まだ試しに外してみただけなので、うまくいきますようにとお守りを置いてあるんです」。医師が振り返った先には、保育器の上で大きなミッキーマウスのぬいぐるみが腹ばいになって娘を見守ってくれていた。

あのミッキーマウスのユーモラスな姿が目に焼き付いている。科学者である医師ができることはすべて尽くした後で、なおも「うまくいきますように」と娘のためにお守りを置いてくれた、その気持ちの尊さが胸に刻まれている。あの日ミッキーマウスに託されていたのは、祈りだった。

私たちは誰か大切な人にしてあげられることがもうこれ以上ないという時、宗教も信仰も持ち合わせていなくても、祈らないではいられない。それは科学の合理からすれば、何の役にも立たない思いだろう。けれど、誰かのために祈らずにいられない思いこそが人と人とをつなぎ、私たちを関係性の中で生きる豊かな存在にしてくれているのだと思う。

そんなふうに、祈らないでいられないほどの思いを誰かに向けることは、きっと相手に尊厳を贈ることだ。そして、その尊厳から照り返されるように、贈った人にもおのずと贈り返されてくる――。きっと尊厳とは、そんなふうに互いに贈り贈り返されるものなのだと思う。そして、その相互性を通じて、人も世界も善きものであり続けることができる。

人が社会的関係的な存在だということは、そういう力でもあるはずだ。

カープラスが「患者と家族と友人とパートナーとなり……病む人とともに同じ道を歩もうとする姿勢こそが、彼らの人間としての尊厳の肯定」だというのは、そういうことなのだと思う。

他者のリアリティと、自分のリアリティの間で生じる葛藤を引き受けて、そばに居続けることは、ケアする家族にとってもとても苦しいことだ。だからこそ、ケアする家族が、愛する者が苦しむのを目の当たりにする痛みに耐えて「そこにいるとは、そこに愛があるということ」だというカープラスの言葉は温かい理解に満ちている。同時に、人が人をケアすることとそのものの本質を突いた、鋭い言葉でもある。同じように、医療職が医療の無力という痛みに耐えて患者と家族のかたわらに留まり続けるとは、そこに愛があり、祈りがあるということだ。

おそらく最も恐ろしい安楽死の「すべり坂」とは、対象者の拡大や移植医療との接続といった個々の現象ではなく、医療現場で安楽死が日常的な当たり前のことと受け止められていくにつれて、医療職がいのちへの畏怖を失い、病み痛む人への心の感度を低下させていくことなのではないか。その無関心の冷ややかさが医療に浸透し、医療のありようを変質させていくことこそが、最も本質的で恐ろしい「すべり坂」なのだと思う。

世界中に安楽死の合法化が広がり、日常的な医療の一端にすら据え置かれようとする中で、いま問われているのは、ほんらい医療とは何なのか、「ケアする」というどういうことなのか――。その本質ではないだろうか。

終章

「大きな絵」を見据えつつ「小さな物語」を分かち合う

†あなた賛成派それとも反対派?

数年前、仕事で初対面の人とすっかり意気投合して熱く語り合っていた際、どういう話の流れだったか、いきなり問われたことがある。

「ところでコダマさんは、安楽死は賛成派です? 反対派です?」

「へ?」

「私、賛成派なんです!」

あなたはイヌ派ですか? ネコ派ですか? 私ネコ派なんですぅ! みたいな口調だっ

た。

「え？　さんせ……って。でも、あの……あんらくしったたって、えっとぉ……あなたそれ……そのどこまで……いやまず……そんなふうに……んな、だってその……うぬぅ……うぐぅ」

あまりにも多くの問いたいこと、言いたいことが押し寄せてきて、そいつらがどいつもこいつも我先に口から出て行こうと喉元で押し合いへし合いするものだから、満足に息もできない。興味津々で覗き込んでくる顔を見ながら、悶絶した。

精神障害のある人を含めた障害児者のケアへの並々ならぬ思いを聞いたばかり、障害児者に冷たい日本の政治に2人でモンクを並べたばかりだったことも、私の頭を混乱させた。障害のある人たちの権利と尊厳を守りたいという思いと「私、安楽死は賛成派なんです！」とが、この人の中でどう併存し、どう繋がっているのか、さっぱり分からない。もしかして、繋がっていない……のでは……？　悶絶しながら、うっすらと想像する。もしかして自分自身がこれこれこういう状態になるくらいだったら死にたいと思う、だから「私は賛成派」なのか……？

それなら、まず私が言いたいのは「「安楽死」ってそんなシンプルな問題じゃないですよ」になるだろうか。けれど、説得力をもってそれを言おうとすれば、この本に書いてきたことの多くを伝えなければならない。「賛成派ですか？　反対派ですか？」と軽やかに問う人に、それだけの複雑で多層的な事態をコンパクトに説明することなど不可能だ。少しずつ試みようとしては、「ああ……」と得心顔とともに「反対派」のラベリングで応じられて、不愉快だけが残る体験を何度したことか。私自身は自分を「安楽死反対派」とは考えていないというのに。そもそも「賛成か反対か」という粗雑な問題設定で語れるような性格の問題じゃないだろうに――。けれどまた、それを説明することの困難を思うとメゲる。だから、そのその先は諦めて、話題を変える。

†両義的なところで引き裂かれる当事者の思い

安楽死合法化をめぐる議論は、真っぷたつに分断されている。一方には個々の苦しみを起点に考える議論があり、もう一方には社会のありようを起点に考える議論があって、それらが安楽死合法化の賛成派VS.反対派という対立構造をくっきりと描いて、溝は埋まらない。

私はさしずめ「原理的反対派」とみなされているのだろうか。確かに、この十数年間にウォッチしてきた世界の動向と、その間に障害のある人の親として体験し考えてきたことの中から、今の日本で安楽死を合法化することは危険だと考えるに至った。それはこの本で書いてきたとおりだ。一方で、私は重い障害のある子をもつ親という立場の当事者だから、当事者が常にそういうものであるように、いつも相矛盾する思いの間で「引き裂かれて」いる。社会のありようを起点に考える議論にも、個々の苦しみを起点に考える議論にも共感するところは多い。同時に、どちらの議論に触れても必ず「でも、それだけじゃないよね」と言いたいところが残る。そこにある思いは微妙で複雑で、なかなか整理された言葉にならない。

安楽死合法化は危険だと声を張る障害当事者にも「原理的反対派」だとか、時に蔑視を込めた「人権派」とのラベリングがされがちだが、彼らの言うことをそんな全否定で切り捨てようとする人たちは知っているだろうか。彼らの中にこそ、かつてスイスに行けば医師幇助自殺が受けられると知り、そこに希望を見出したと語る人が何人もいることを。

今は支援者や仲間と笑顔で前向きに暮らせていても、ひとつコトが起こって状況が変われば、いつ「これ以上生きていけない」と追い詰められるか分からない。いつ「死にたい」と本気で願う事態に陥るか分からない。彼らは、そんなギリギリの崖っぷちで踏みこたえるような厳しい生活を送っている。コロナ禍では、世の中から見棄てられたも同然の状況で命の危機を体験した人も少なくない。死にたいと願う気持ちの切実さを己の骨身に染みて知っているのが、障害当事者たちだ。彼らは、差別される痛みも、人としての尊厳を脅かされる苦しさも、嫌と言うほど知り尽くしている。この世界が障害者を含めた社会的弱者に対してどれほど冷酷な場所でありうるかを、誰よりもリアルに知っている人たちだと言ってもいい。個としては「死にたい」と望む人の思いに共感するところを持ち、自分自身の中にも同じ声の残響を聞きながらも、彼らが敢えて合法化の動きに抗って声を張るのは、この世界がそれによってより恐ろしい場所になることをリアルな肌感覚として懸念しているからだ。

きっと、問題の中核に近いところに身を置く人であればあるほど、本当は両義的なところで引き裂かれたり揺らいだりしているものなのだと思う。そんな、簡単に白黒つく答えがどこにも見つからない、引き裂かれの痛みの中にこそ、もっと語られるべきことが依然として語られないままに取り残されているんじゃないだろうか。それは、それらが語られることによって、「賛成派か反対派か」といった粗雑な対立構造を超えた別の地平に議論が見出されていく余地があるということではないのか。むしろ別の地平にこそ議論を切り開いていくことが必要ではないのかという気がしてならない。

その手掛かりとして、本書の最後に「大きな絵」と「小さな物語」というふたつのキーワードを提示してみたい。

†「大きな絵」の中に問題を据え置いて考える

安楽死の合法化について考えるには、まず「世界では実際に何が起きているのか」、「世の中はどこへ向かって行こうとしているか」といった「大きな絵」を摑み、その中に問題を位置づけて考えなければ、物事の本質を見誤りかねないと私は考えている。もし読者の中に、本書に書かれたことの多くを知らなかった人がいるなら、安楽死の合法化について「賛成」だとか「反対」だと自分のスタンスを定めてしまう前に、まだまだこの問題については知るべきことが沢山あると気づいてもらえれば嬉しい。

もう生きられないほど苦しいという人がいるなら死なせてあげたい、そういう人のために安楽死を合法化してあげようと考える人たちが善意であることは疑わない。けれどひとりひとりの善意が集まって世論を形成し、その世論の勢いに押されて（乗じて？）制度となった（された？）ものは、人々の善意とはまた別のダイナミズムによって動き始める。安楽死という選択肢をもった社会は、政治や経済やその他もろもろの思惑を孕んだ力動によって、当初の善意からも意図からもかけ離れたところへと動かされていくのだ。そのリアルなリスクを、本書の「大きな絵」から感じてもらえればと思う。

この問題は、「あまりに苦しいから死にたいという人は死なせてあげてよいかどうか」

「自分は一定の状態になったら死なせてほしいかどうか」といった、個々の人のレベルの議論で終わるわけにいかない、社会全体のありようまで変えてしまう大きく複雑な問題なのだという側面に、目を向けてもらえればと思う。

†「小さな物語」に耳を傾けるということ

もちろん、そうした大きな議論だけで終わったのでは、現に苦しんでいる個々が置き去りにされてしまう懸念がある。だから「大きな絵」をしっかり摑み、その中に問題を据え置いて考え続けながら、同時に個々の人が生きている「小さな物語」にも耳を傾け続けなければならないと思う。

ただし、心しておきたい。ひとりひとりの「小さな物語」に耳を傾けるとは、「死にたい」という言葉を額面通りに受け取ることでも、「死にたい」という言葉だけを受け取って終わることでもない。「苦しいから死にたい」という言葉だけに耳を傾けて「それなら安楽死を」と応じるなら、それはフェルメールらが批判していたベルギーの医療職の思考停止と変わらない。

死にたいほど苦しい人たちのために「議論はあってもいい」「議論を始めるべきだ」と主張する声が、最近あちこちから出てきている。多くは日本でも安楽死を合法化すべきだと主張する人たちの声だ。つまり、この人たちは「議論」が日本ではこれまで存在していなかったと前提しているのだけれど、本当に日本に「議論」はこれまで存在してこなかっただろうか。そんなことはない。

「はじめに」で触れた「シノドス」の記事を私が書き、続いて『死の自己決定権のゆくえ』と題した本を出したのは、ちょうど日本で尊厳死法案が作られて大きな議論となった10年前のことだ。当時すでに尊厳死法制化についての議論は学者からも専門職からもさまざまな運動体からも市民からも百出していたし、それらの多くは、はるか以前から日本や海外での関連の動きについて研究や議論を続けてきた人たちによるものだった。私の感触では、その後の10年間、多くの人の関心が尊厳死から安楽死へとシフトし、海外の安楽死の実態について書かれる書籍や論文や論説は急増する一途だった。ずっと以前から様々な立場でこの問題をまじめに考え、議論してきた人たちは山のようにいたし、今も増え続けている。それなのに、まるで日本では誰も議論してこなかったかのように、なぜ「議論を始める」べきなのか？「議論はあってもいい」「日本でも議論を始めるべきだ」と今さらのように力を込める人たちが言っている「始めるべき議論」とは、「日本でも安楽死を合法化することを前提にした議論」でしかないのではないか。

それならやめたほうが良いと私は思う。その先に待っているのは「では、安楽死で死んでもいいのは誰か」という線引きの議論でしかないからだ。

個々の人の苦しみを救うために安楽死を日本でも合法化すべきだと説く人が今では沢山いるが、それらの人たちが言っている「死にたいほど苦しんでいる人たち」とはいったい誰のことなのだろう。認知症になったら……、寝たきりになるくらいだったら……、年を取って社会に貢献できなくなったら……、介護負担が大変な知的障害者も安楽死で……。日本では安楽死を合法化しようと主張する人たちが、それぞれの善意の定規を当てはめては「誰は死んでもらっていいか」の線をてんで勝手なところに引いて、私たちの国の「議論」はすでに急傾斜をすべっている。

最近のカナダの世論調査では、安楽死を認めてもよい理由として「貧しいこと」「ホームレスであること」を選択した人が、それぞれ25%近くいたという。同国では、学者の一部からもそれに沿った主張が出始めている。「死にたいほど苦しんでいる人を置き去りにしないために日本でも安楽死を合法化しよう」という筋の話を進めていくなら、日本にも貧困のため死にたいほど苦しんでいる人もホームレス状態の人も、その他さまざまな理由で社会的に孤立して死にたいほど苦しい人も大勢いる。経済構造の変化は、多くの人たちを生きるに生きられないところへと追い詰め、ブラックな企業の搾取に耐え切れず死ぬ以外にないと思い詰める若者たちもいる。この国では、原発事故による避難生活や生活破壊を苦にした自死が相次いでいることも忘れてはならない。すべてを失い生活再建がままならならず苦しんでいる人の中には死を考えてしまう人が今も少なくないのではないか。「死にたいほど苦しんでいる人を置き去りにしないために安楽死を合法化しよう」という人たちは、それらの「死にたいほど苦しい」人のうち、誰なら安楽死で死んでもいい、誰は死んではならないと、一体どこで線を引くというのだろう。その線引きはどのように正当化されるというのだろう。そして、忘れないでほしい。いったん引かれた線は動く。それは本書で見てきたとおりだ。

†問いを「なぜ」へと転じて「是非」の先の地平に開く

「死にたい」と誰かが訴える時、その言葉を額面通りに安楽死の自己決定と受け止めるのではなく、なぜその人はそんなことを言うのか、まずはその人の語りに真摯に耳を傾けて、その主観的な苦しみのリアリティを理解しようと努めること。それを通じて「死にたい」という言葉の裏にある思い、その人が本当に求めているのは何かを知ろうとすること。そして寄り添いながら「ともに取り組む」こと。それこそが本来の緩和ケアのあるべき対応だと、ベルギーのフェルメールやカープラスは繰り返し主張していた。私たちの社会が「死にたいほど苦しい」という人を置き去りにしない」ということもまた、苦しんでいる人にそのようにアプローチすることではないだろうか。

個々の苦しみを置き去りにしないためには、「安楽死は是か非か」という問いを「なぜ死にたいほど苦しいのか」という問いへと転じたい。個々の人が生きている「小さな物語」と、そこにある痛みを語る声に耳を傾けて、医療や福祉や介護も経済構造もそれにまつわる数々の施策も含めた足元の現実問題を細かく解きほぐしていく議論をこそすべきではないだろうか。

なぜ死にたいと感じるのか、なぜ死ぬしかなくなるのか、なぜ殺すしかなくなるのかに目を向け、それらが語られる議論にしたい。安楽死合法化を望む当事者も、「反対派」に向けて「死なせろ！」と声を荒らげるのではなく、「なぜ死にたいのか」「何が死にたいほど苦しいのか」こそが語られ、専門職もそれぞれに制度の縛りの中で感じている複雑な思いやジレンマについて率直に語ることができて、足元の現実問題に目が向いていく。そういう議論を本当はすべきなんじゃないだろうか。それによって、安楽死合法化の是非とはまた別の地平に議論を開いていくことが必要だと思う。

例えば、京都ＡＳＬ嘱託殺人事件で死にたいと願った女性をめぐって、多くの人が議論したのは「彼女の境遇の人は死にたいと望むのも無理はないかどうか」だったり「彼女の境遇の人には安楽死が認められるべきかどうか」だったりした。問うべきはむしろ「なぜ彼女は死にたいほど苦しかったのか」「何がそれほど苦しかったのか」ではなかったか。もっと具体的には、「なぜ彼女は17もの事業所のヘルパーを利用せざるを得なかったのか」「なぜ男性ヘルパーの介助に甘んじるしかなかったのか」など。障害者運動はこれまで「重度訪問介護制度さえあれば、どんなに重度の障害者でも地域で自分らしく暮らせる」と主張してきた。女性がその制度を利用していたことを考えると、そこにもまた詳細な検証や問い直しが必要になってくるはずだ。

「安楽死は合法化されるべきか」だけを問う議論からは、個々の人の「小さな物語」のリアリティの中で現実の問題を細かく丁寧に解きほぐしていく視点が抜け落ちている。それでは苦しんでいる個々の人の展望にはならない。それでは、社会にとって最も安直で安価な問題解決策である安楽死が、誰にとっても唯一の解決策であるかのように見えてしまう。社会が変わる必要からは目が逸らされたまま、問題解決の責が苦しんでいる個々の人に帰されて終わってしまう。

社会のありようを考えることと、個々の人の苦しみを考えること。どちらか一方だけではなくて、どちらもあって初めて足元の現実問題が拾われていくのだと思う。

†原点に戻って問題を設定し直す

すでに急傾斜となっている日本の議論の坂道からまだ這い上がろうと方策を探すなら、議論を原点の終末期の人に戻すべきだと思う。ただし「終末期の人には安楽死を認めるべきか」ではなく、問題を「終末期の人の痛み苦しみに対して何ができるか」へと設定し直すべきだ、というのが私の基本的な考え方だ。常に医療のそばに身を置く重い障害のある人と家族の立場から言えば、「死ぬ権利」を云々する前に、「もうどうしても死を避けられなくなった時に、十分な緩和ケアと社会的ケアを受けながら、最後までを固有の人生を生きる主体として尊重されて、苦しまずに生きられる権利」を主張したい。コロナ禍の第1波の当初、娘が感染したらまず命はないだろうと覚悟を迫られる中、私が正気を失いそうなほどの恐怖を感じたのは、自分で痛み苦しみを訴えることができない娘が、家族による代弁どころか家族との面会すら奪われたまま、十分な緩和を受けられずに死んでいかなければならない可能性だった。

2020年10月31日の共同通信の報道によると、今なお癌患者の4割が痛み苦しみながら死んでいる。少なくとも家族は、医師が十分に対応してくれなかったと感じている。ベルギーやオランダで安楽死が合法化された時代から20年も経る間には、緩和医療も大きく発展してきたはずだし、もう痛みは取れる時代だから安楽死は無用なのだという議論もあるが、現実にはそうなっていないから個々の患者は今なお苦しんでいる。家族も苦しんでいる。それなら、現在の緩和技術の水準から言って十分に取れるはずの痛みは現実に誰もが取ってもらえるために、実効性のある手を打ってほしい。患者の死に関わる医療職のすべてが、患者が苦しむことなく死んでいけるための緩和ケアの知識と技術を身に付けられるよう研修の仕組みをつくってほしい。その知識と技術が臨床現場で生かされる文化を現場に醸成してほしい。

2019年8月に広島市内で開催された日本緩和医療学会第2回中国四国支部学術大会の教育講演「日本と世界を巡る鎮静と安楽死の現状」において、緩和ケア医の新城拓也が放った鮮やかな言葉が記憶に刻まれている。

「患者は痛みに耐えているのではなく、痛みを訴えても聞く耳を持ってくれない医師に耐えているのです」

まさにその通りだった親族・友人の最期が思い返されて、私は思わず拍手しそうになった。隣の席では知人の某看護大教授が「そう。患者さんは医師に耐えているのよ……」と小声でつぶやいた。

そういう実相が医師や看護師から見て現場に存在しているなら、「なぜ患者が痛みを訴える声は医師に届かないのか」をこそ議論してほしい。ひとりひとりの患者に、どんな医師の何にどのように耐えているのかを問うてほしい。そこで語られるひとりひとりの闘病の「小さな物語」に耳を澄ませて、「聞く耳を持つ医療」には何が必要なのかを考えてほしい。

私たち患者や家族も医療に対して思うこと望むことを、もっと丁寧に率直に語り始めたい。尊厳死や安楽死を望む人の中には、身近な人が冷淡な医療しか受けられず苦しみ悶えて死んでいった体験をもつ人が多い。だから「自分はあんな死に方をしないために、さっさと死なせてほしい」と結論に飛ぶのではなく、なぜそう考えるようになったのか、その手前のところにあった物語を語ってほしい。身近な人が何にどのように苦しんで死んでいったのか、その医療には何が足りなかったのか、自分ならどうしてほしいと思うのかを――。

私たち患者と家族も、医療はもっとこうあってほしいという本当の願いをありのままに語り始めたい。医療職や行政に誘導され、その誘導の枠組みの中で「語らされ」たり、既存の制度の範囲の話でいつのまにか「決めさせられたり」するのではなく、自分は患者として医療とケアには本来こうあってほしい、今の医療とケアにはこれが足りない、これがほしいと、忖度も諦めもしない本当の願いを、私たち自身の主体的な言葉で語り始めよう。

日本の医療を体験してきた私たちにしか語ることのできない患者自身と家族の物語があるはずだ。勇気を出して、その物語とその中にあった痛み、そこから生まれる願いを語り始めよう。おずおずとした私たちの声に耳を傾けてくれる専門職がいるなら、一緒に少しずつ、日本の医療における「患者の権利」という意識を形作っていこう。

私は、患者をそれぞれの人生の最期を生きる「小さな物語」の主人公として、また医療を受ける主体としてリスペクトし、誠実に向き合う医療がほしい。医療だけでなく十分なケアが提供され、家族の心身のケアにも配慮された終末期の支援体制がほしい。どんなに重い障害のある人でも、その人の障害特性に配慮した医療とケアが最後まで提供され続けてほしい。自分で訴えることができない人だからこそ、痛み苦しみ不快にはより慎重な目配りがされて、それらを十分な緩和できちんと取ってもらえる医療がほしい。一般の医療現場には障害特性が理解されない場面が多いから、日頃の本人をよく知っている関係専門職や家族から学び、協働する姿勢の医療がほしい。それこそが、カープラスが何度も繰り返していた、患者や家族と「ともに」歩み、「ともに」考え、「ともに」選び決める緩和ケアだと思う。

そこには「死なせてあげる」よりも手前のところで、できること、すべきことが、まだ沢山あるはずだ。「終末期の人、臨死期の人と家族への医療とケアはどうあるべきか」へと問題を設定し直して、私たち患者と家族と「ともに」具体的に模索してほしい。その模索はきっと終末期の医療にとどまらず、医療とケア全体のありようも変えてくれるはずだ。

†親ケアラーとしての思い

重い障害のある娘の幼児期、心身の限界をはるかに超える負担の大きな介護に疲弊する日々の中で、同じ夢を繰り返し見た。夫婦で娘を連れて友人たちと遊びに出かけ、私は必ずどこかでみんなからはぐれる。気がつくと、いつのまにか娘を抱いてひとりぼっちで見知らぬ町に迷い込んでいる。だんだん日が暮れて、文字通り行き暮れてしまう。やっと会えた通りすがりの人が「山の上にホテルがありますよ」と教えてくれたので、遠くにチラチラする明かりをめざし、山道をうねうねと登っていく。けれど、行けども行けども行きつけない。とにかく、この子に何か食べるものを、寝かせてやれる場所を、と焦燥に追い詰められていく――。そういう夢を、繰り返し見た。

母親仲間のひとりは極度の高所恐怖症なのだけれど、当時いつも階段を上がっていく夢を見たという。夢の中の階段はいつも途中で段がなくなってしまう。そういう夢を繰り返し見た、あれは恐ろしかった……と、今思い出してもすくみ上がると言わんばかりの口調で振り返る。

そういう夢を見ていた頃の私たちには、正直「この子さえいなければ」と思った日があった。実際に手をかけようとした瞬間もあった。でもそれは、我が子が憎かったからではない。我が子の命を生きるに値しないと考えたからでもない。むしろ、してやりたいことは、いつも山ほどあった。あれもしてやりたい、これもしてやれるものならと願うのに、生身の悲しさで、そのほとんどは実現してやることができない。それが辛くてならなかった。心身とも疲れ果て、なお眠らせてもらえない夜が続くと、優しくしてやれなくなる自分が呪わしかった。ある母親は「この身体がもうひとつほしい。そしたら、もっとしてやれるのに……」と、歯ぎしりするような言葉を吐いた。

それでも、過酷な子育ての日々、私たちは自分の辛さをどうしても口にすることができなかった。世の中には「母の愛さえあれば、どんな介護も苦にならないよね」「お母さんなんだから我が子がいつも第一で、自分のことなんか後回しだよね」と母性賛美のメッセージが満ちて、「これ以上できない！」と今にも悲鳴を挙げそうになる私たちの口を封じた。自分自身に持病のある母親が障害のある小学生の息子を殺害した事件があった時、インターネットに書き込まれたコメントのひとつは「いやしくも母親なら我が子の介護くらい血反吐を吐いてでもやりおおせて見せろ」だった。

世の中の多くの人たちは、愛さえあれば心に思うことはみんな身体で実現できるものだと思い込んでいる。そんなのは介護をわが身の直接体験として知らない人が勝手に想像することにすぎない。ケアラーとは、そこまでできない生身の限界を嫌というほど思い知らされ、秘かに自分を責めながら、その痛みに耐えて日々の介護を担い続ける人たちだ。

†声を上げにくくされている者たちだからこそ

そんな日々から30年が過ぎる間には、よくぞここまで死にもせず殺すこともせずに生きてきたなぁと感慨に浸った時期もあった。けれど、いつの間にか老いの現実に直面して戸惑う親たちの胸には、もしかしたらいつか自分は殺すかもしれない……という恐れが再び萌《きざ》している。そこにある思いは、簡単には言葉にならない。それでも、この子を残していけないと切迫する思いの断片でも口にしかけようものなら、「子離れできない親だ」と非難されて終わる。「今はもうどんなに重度の人でも地域で自立生活を送れる時代なのに分かっていない」と、運動論の「大きな絵」で一刀両断されることも少なくない。そんな可能性を目の前の現実の中に描くことができないから個々の親たちは苦しんでいるのに――。なぜ私たち親が残していけないと感じるのか、その思いを聞いてみようとしてくれる人は少ない。それでも最近は、親亡き後への不安を勇気を出して訴えようとする人や、それができる場もようやく少しずつ増えてきた。すると今度は「だからこんな親の苦境をなくすためにも障害者は安楽死で殺してあげよう」と見当違いの解を差し出されて、また私たちはものを言いにくくなっていく。

でも、だからこそ……と思う。私たち障害のある子をもつ親たちのように、この社会で声を上げにくくされてきた様々な立場の人たちがいるからこそ、そういう人たちの声が封じられることに、ひとりひとりが力を尽くして抗わなければいけないのではないか、と思う。今この時に死にたいほど苦しんでいる人たちは声を上げる余裕すらない人たちだからこそ、少しでも声を上げられるところにいる人が自分にできる限りの勇気と力を振り絞って、声を張るしかないのではないか。そうでなければ、声を上げる余裕がないほど苦しいところに身を置く人たちが言える言葉、聞いてもらえる言葉が「もう死にたい」だけにされていってしまう。家族も何も言えずに「殺させられる」しかなくなってしまう。

本書で自分が描いた「大きな絵」に、私自身、希望を見出すことができない。でも、その希望のなさから目を背けて分かりやすいシンプルな議論に走り、白黒をつけようとすることには、さらに希望がないと思う。「大きな絵」に希望が見出せない時だからこそ、分かりやすい答えの坂道にみんなでなだれ込むことには警戒していたい。本来は対立すべきでない者同士が対立させられたり、分断させられたり、互いに口を封じ合ったりすることにも敏感でいたい。

「大きな絵」をしっかりと摑み、その中に問題を据え置いて考え続けること。ままならないことに取り囲まれて四苦八苦しながら生きる、それぞれの「小さな物語」と、そこにある痛みと願いを、できる限り率直に丁寧に語ろうとすること。互いにそれに耳を傾け、相手の苦しみのリアリティを理解しようと努力すること——。それらは、いずれも重く苦しいことだけれど、そのどれも手放さずに、複雑なことは複雑なままに考え続ける以外にはないのではないだろうか。

「大きな絵」の恐ろしさを前に、私たちにできることはあまりに少なく、あまりに小さい。それでもなお、それだからこそ、ひとりひとり、その人にしか語りえない「小さな物語」が語られること、その声に耳を傾ける人がいることの力を信じたい。

あとがき

本書は、おおむね2023年5月末段階の情報で書いたものです。その後、再校作業と並行してこの「あとがき」を書いている現在は、8月末。この3か月間に、新たにどこかで安楽死が合法化されるといった大きなニュースはありませんでしたが、フランスをはじめ、いくつかの国や州で合法化に向けた動きが続いていることは、日々のニュースで如実に感じられるところです。また、本書で指摘した「すべり坂」に関する気がかりな報道も続いており、いくつかを補遺として挙げておきたいと思います。

まず、安楽死者の増加について。

7月に米国カリフォルニア州の保健当局から2022年の「終末期の選択法（End of Life Option Act）」による医師幇助自殺の年次報告書が出ており、それによると22年に同法による自殺者は2021年から63％増の853人。341人の医師が1270人に致死薬の処方箋が出しました。本文でも触れたように同州では2021年に、口頭での意思表示の1回目と2回目の間に求められていた15日間の熟慮期間が48時間に短縮されました。報道には、その要件緩和が急増に影響しているのではと指摘する声が出ています。

オレゴン州、ワシントン州他でも手続きに関する要件が緩和されていることや、他の州にもこれから要件緩和が拡がる可能性を考えると、これからも米国で医師幇助自殺者の増加傾向が続くのではないでしょうか。

次に、医療現場における安楽死の「日常化」について。

州全体の死者数に占める安楽死者数の割合が今年7％に至る（すでに昨年8％に迫っていたという情報もあります）見込みのカナダのケベック州で、ＭＡＩＤを監督する独立機関が8月4日、医師らにＭＡＩＤの実施に慎重を期すよう警告するメモを出しました。昨年のデータで、意思表示ができない状態の人を含め法律の範囲を逸脱するＭＡＩＤが行われた事例が微増したため。特筆されているのは、①2024年春に予定されている法改正以前に、認知症の人を含め精神障害や精神的な苦しみのみを理由としたＭＡＩＤを行ってはならないこと、②患者に十分な熟慮期間を与えること、③法的要件である2人めの医師のアセスメントに、自分に同意する医師を意図的に探してはならないこと。すなわち、これらに反する実態があったということでしょう。監督機関の長は「われわれは安楽死をもはや例外的な治療ではなく、頻繁に行われる治療として扱っている」「末期の癌にとどまらずすべての病気に及んでいるのはたいへん良いことだが、法律の制限の範囲内にとどまるには医師の多大な努力が必要になる」と述べています。

同じ頃、ヴァンクーヴァ（ブリティッシュコロンビア州）の病院が、不用意に患者にMAIDを持ち出した職員の発言を謝罪するという出来事がありました。患者は、慢性的なうつ病で自殺念慮に苦しむ37歳の女性。「このまま家にいたら自分を傷つけてしまう」と入院を希望して救急部を訪れた際、医療スタッフから医療制度は崩壊していて入院できるベッドはないと告げられ、「MAIDを考えたことはありますか？」と問われたといいます。さらにその職員は、精神疾患のある別の患者が川で溺死した時にその苦しみを思って自分は「ほっとした」と個人的な体験を語り、MAIDの仕組みを説明したとのこと。

カナダでは昨年2022年夏にも、イラク従軍時のPTSDの治療を希望して相談した元兵士が、対応した退役軍人省の職員からMAIDを持ち出されて激怒したニュースを機に、同様の事例が他に3件あったことが判明しています。イラクやアフガニスタンで従軍した後で精神障害に悩む元兵士は多く、世論の憤りが激しかったために、この時トルドー首相は記者会見に追い込まれて当該職員の発言を非難しました。

しかし、その一方、カナダ保健省が現在準備中のMAIDガイドラインでは、法的要件を満たしている患者の「価値観と治療目標がＭＡＩＤと合う」場合には医師とナース・プラクティショナーはＭＡＩＤという選択肢について情報提供するよう求めているとのこと。安楽死が合法化された多くの国や州では医療職サイドから安楽死の話題を持ち出すことが禁じられていますが、「患者が受ける権利のある医療の一選択肢」と位置付けられるカナダのＭＡＩＤでは、医療職サイドに情報提供の義務が生じるということでしょうか。しかし上記のふたつの事例から考えても、安楽死が医療によって死なせることである以上、医療現場での患者対応において日常的な医療の単なるひとつの選択肢として合理的に割り切って扱うことは、微妙で複雑な患者心理との間で不幸な軋轢を招くのではないでしょうか。

また、この先、安楽死を合法化する国や州が増えるにつれて医療現場が慣れて、少しずつ「例外的な行為」から「頻繁に行われる日常的な治療」へと捉え方が変わっていくなら、当たり前の選択肢として安楽死を提示することに疑問も抵抗も感じない専門職が増えたり、さらにベルギーやケベック州にみられるように、法的要件の範囲を逸脱することにも抵抗が薄れたりするのではないか、とも懸念されます。

なお、安楽死後臓器提供については、現在行われているのは本書で書いたように、ベルギー、オランダ、カナダ、スペインの４か国ですが、オーストラリアでも導入するよう提唱する論文が同国の医学ジャーナルに7月に発表されました。主著者は第二章で触れたジャン・ボレン。2016年以降、安楽死後臓器提供の普及と臓器提供安楽死への法改正を視野に数々の論文を書いている、オランダの医師です（追記：オーストラリアにおける安楽死後臓器提供の第一例めがヴィクトリア州で行われたことが、2023年9月22日に報じられました）。

補遺の最後として、カナダとオランダの「市民による自殺幇助」スキャンダルについて。インターネットを通じて40か国の1200人に毒物を販売し、少なくとも4人の自殺に関与したとして5月に逮捕されたのは、カナダ、トロント近郊に住む57歳の男性。カナダのほか、英、米、イタリア、ニュージーランドでも警察が捜査を始めており、多くの被害者がいることが判明しつつあります。購入者の多くは若者たちだったとのこと。

一方、オランダでは同様の行為を組織的に行ったとして、4人が2021年に逮捕されています。そのひとりに7月、執行猶予付き3年半の有罪判決が言い渡されました。彼が会員として活動していたのは、2013年の立ち上げ以来、自殺は個人の権利だと主張して会員に情報を提供するほか、一般市民による自殺幇助を可能とするべく活動してきたCLW（Cooperative Last Will：協同組合最後の意思）。会員は逮捕時2万6500人。その後も増えています。医療職にしか自殺幇助を認めず、医療的な問題を抱えた人のみに対象を限定する現行法は、自分の死について自己決定する個人の権利を侵害しているとして、法改正を求めて訴訟を起こし、22年12月に敗訴していますが、オランダにはCLWの他にも同様の主張を展開する団体もあるようです。

自分がいつどこでどのように死ぬかを決めるのが個人の権利だとする「死ぬ権利」の考え方を突き詰めていくなら、いずれ彼らが問うように「なぜ医療の問題がある人だけに対象が限定されるのか」「なぜ医療職にしか承認も実施も認められないのか」という問いが立ち上がってくるのも必然かもしれません。

奇しくも、このあとがきの原稿を書き終えようとしていた8月29日、英国の医学雑誌に英国ランカスター大学の緩和ケア医2人と法学教授の3人による小論"Breaching the stalemate on assisted dying: it's time to move beyond a medicalised approach（幇助死に関する膠着状態を解く：医療化されたアプローチの先へと進むべき時）"（BMJ, August 29, 2023）が掲載されました。合法化された国では安楽死は医療制度に位置づけられるために尻込みする医療職が多く、需要に十分に応えられない状況があると現状を分析し、それなら医療職の負担を軽減するため、英国では医療制度の枠外に患者からの申請を審査する委員会を設けてはどうかと「強化された脱医療化モデル」を提唱する内容となっています。

「すべり坂」は、この3か月間にもさらに急傾斜となっていると思えてなりません。

私がこれまで書いてきたものには、ふたつの流れがあります。ひとつは障害のある人の医療をめぐる倫理問題、特に安楽死と「無益な治療」論について書いたもの。もうひとつは、重い障害のある娘を持つ親でありケアラーである立場から書いたものです。前者が私なりに描く「大きな絵」、後者が私自身の「小さな物語」ということになるでしょうか。本書は、広く多様な読者への解説的な情報提供という新書の性格から、前者の「大きな絵」の流れで書いてきたものの集大成となりました。

障害のある人の親の立場で書いた書籍等も併せ読んでいただければ、本書で書いたことの背景にある「親（家族）ケアラーである当事者」の割り切れなさについても、より深くご理解いただけるように思います。

2023年酷暑の夏に

児玉真美

参考文献

ガワンデ・アトゥール『死すべき定め――死にゆく人に何ができるか』原井宏明訳、みすず書房、2016
安藤泰至『安楽死・尊厳死を語る前に知っておきたいこと』岩波ブックレット、2019
安藤泰至・高橋都責任編集『シリーズ生命倫理学　第4巻　終末期医療』丸善出版　2014
安藤泰至・島薗進編著『見捨てられる〈いのち〉を考える――京都ALS嘱託殺人と人工呼吸器トリアージから』晶文社、2021
上野千鶴子・樋口恵子編『史上最悪の介護保険改定?!』岩波ブックレット、2023
アリシア・ウーレット『生命倫理学と障害学の対話――障害者を排除しない生命倫理へ』安藤泰至、児玉真美共訳、生活書院、2011
エイドリアン・オーウェン『生存する意識――植物状態の患者と対話する』柴田裕之訳、みすず書房、2018
香川知晶・加藤泰史・建石真公子・齊尾武郎・児玉真美・美馬達哉・姫野友紀子・川口有美子・鍾宜錚・柏﨑郁子・田中美穂・土井健司・梶田隆章『「人間の尊厳」とは――コロナ危機を経て』学術会議叢書30、公益財団法人日本学術協力財団、2023
金井利之『コロナ対策禍の国と自治体――災害行政の迷走と閉塞』ちくま新書、2021
北村敏泰『苦縁　東日本大震災　寄り添う宗教者たち』徳間書房、2013
公立福生病院事件を考える連絡会『報告集　シンポジウム公立福生病院事件裁判が問うたもの――「死なせる医療」でいいのか！』2022

児玉真美『アシュリー事件――メディカル・コントロールと新・優生思想の時代』生活書院、2011
児玉真美『新版　海のいる風景――重症心身障害のある子どもの親であるということ』生活書院、2012
児玉真美『死の自己決定権のゆくえ――尊厳死・「無益な治療」論・臓器移植』大月書店、2013
児玉真美『殺す親　殺させられる親――重い障害のある人の親の立場で考える尊厳死・意思決定・地域移行』生活書院、2019
児玉真美『私たちはふつうに老いることができない――高齢化する障害者家族』大月書店、2020
児玉真美編著『増補新版　コロナ禍で障害のある子をもつ親たちが体験していること』生活書院、2023
小松美彦『増補決定版「自己決定権」という罠――ナチスから新型コロナ感染症まで』現代書館、2020
小松美彦・市野川容孝・堀江宗正編著「〈反延命〉主義の時代――安楽死・透析中止・トリアージ」現代書館、2021
櫻井浩子・加藤太喜子・加部一彦『「医学的無益性」の生命倫理』山代印刷株式会社出版部、2016
佐藤幹夫『戦争と福祉と優生思想――津久井やまゆり園「優生テロ」事件、その真相とその後』現代書館、2022
ローレンス・J・シュナイダーマン、ナンシー・S・ジェッカー『間違った医療――医学的無益性とは何か』林令奈・赤林朗監訳、勁草書房、2021
ピーター・シンガー『生と死の倫理――伝統的倫理の崩壊』樫則章訳、昭和堂、1998
新城拓也『患者から「早く死なせてほしい」と言われたらどうしますか？』金原出版、2015
高草木光一編『思想としての「医学概論」――いま「いのち」とどう向き合うか』岩波書店、2013

高谷清『はだかのいのち――障害児のこころ、人間のこころ』大月書店、１９９７
高谷清『重い障害を生きるということ』岩波新書、２０１１
立岩真也・杉田俊介『相模原障害者殺傷事件――優生思想とヘイトクライム』青土社、２０１６
田中智子『知的障害者家族の貧困――家族に依存するケア』法律文化社、２０２０
千葉紀和・上東麻子『ルポ「命の選別」――誰が弱者を切り捨てるのか?』文藝春秋、２０２０
土井健司・田坂さつき・加藤泰史編著『コロナ禍とトリアージを問う――社会が命を選別するということ』青弓社、２０２２
西角純志『元職員による徹底検証　相模原障害者殺傷事件――裁判の記録・被告との対話・関係者の証言』明石書店、２０２１
藤井克徳『わたしで最後にして――ナチスの障害者虐殺と優生思想』合同出版、２０１８
藤原里佐『重度障害児家族の生活――ケアする母親とジェンダー』明石書店、２００６
松本俊彦『もしも「死にたい」と言われたら――自殺リスクの評価と対応』中外医学社、２０１５
宮下洋一『安楽死を遂げるまで』小学館、２０１７
宮下洋一『安楽死を遂げた日本人』小学館、２０１９
優生保護法被害者兵庫弁護団、優生保護法による被害者とともに歩む兵庫の会『国から子どもを作ってはいけないと言われた人たち――優生保護法の歴史と罪』２０２１
マイケル・ローゼン『尊厳――その歴史と意味』内尾太一・峯陽一訳、岩波新書、２０２１
Binner, D., "*Yet Here I Am: One Woman's Story of Life After Death*," Splendid Publications Limited 2018
Devos, T. Edit., "*Euthanasia: Searching for the Full Story :Experiences and Insights of Belgian Doctors and Nurses*," Springer, 2021

Horne, J. *"Caregiving — Helping An Aging Loved One,"* AARP 1985

本書の内容の元情報については、上記の児玉による著書のほか、Ｗｅｂマガジン「地域医療ジャーナル」（２０１５年７月創刊。２０２３年３月号をもって定期配信停止）に spitzibara 名で書いた記事と、以下のブログにあります。

はてなブログ「Ashley 事件から生命倫理を考える」

はてなブログ「海やアシュリーのいる風景」

はてなブログ「spitzibara のメモ」

ただし、上記２つはＹａｈｏｏ！ブログのサービス停止に伴ってはてなブログに移行した際に、一部記事が失われた可能性があります。ご了承ください。

ちくま新書
1759

安楽死《あんらくし》が合法《ごうほう》の国《くに》で
起《お》こっていること

二〇二三年一一月一〇日　第一刷発行

著　者　児玉真美（こだま・まみ）

発行者　喜入冬子

発行所　株式会社 筑摩書房
東京都台東区蔵前二-五-三　郵便番号一一一-八七五五
電話番号〇三-五六八七-二六〇一（代表）

装幀者　間村俊一

印刷・製本　三松堂印刷 株式会社

ISBN978-4-480-07577-2 C0236

ちくま新書

606
持続可能な福祉社会
――「もうひとつの日本」の構想
広井良典
誰もが共通のスタートラインに立つにはどんな制度が必要か。個人の生活保障や分配の公正が実現され環境制約とも両立する、持続可能な福祉社会を具体的に構想する。

1333-1
持続可能な医療【シリーズ ケアを考える】
――超高齢化時代の科学・公共性・死生観
広井良典
高齢化の進展にともない増加する医療費を、将来世代にこれ以上ツケ回しすべきではない。人口減少日本の最重要課題に挑むため、医療をひろく公共的に問いなおす。

1333-2
医療ケアを問いなおす【シリーズ ケアを考える】
――患者をトータルにみることの現象学
榊原哲也
そもそも病いを患うとは、病いを患う人をケアするとはどういうことなのか。患者と向き合い寄り添うために、現象学という哲学の視点から医療ケアを問いなおす。

1333-3
社会保障入門【シリーズ ケアを考える】
伊藤周平
年金、医療、介護。複雑でわかりにくいのに、この先も不透明。そんな不安を解消すべく、ざっくりとその仕組みを教えます。さらには、労災・生活保障の解説あり。

1333-4
薬物依存症【シリーズ ケアを考える】
松本俊彦
さまざまな先入観をもって語られてきた「薬物依存症」。第一人者が、その誤解をとき、よりよい治療・回復支援方法を紹介。医療や社会のあるべき姿をも考察する一冊。

1333-6
長寿時代の医療・ケア【シリーズ ケアを考える】
――エンドオブライフの論理と倫理
会田薫子
超高齢化社会におけるケアの役割とは？ 介護現場を丹念に調査し、医者、家族、患者の苦悩をすくいあげ、人生の最終段階における医療のあり方を示す。

1208
長生きしても報われない社会
――在宅医療・介護の真実
山岡淳一郎
長期介護の苦痛、看取りの場の不在、増え続ける認知症……。多死時代を迎える日本において、経済を優先して人間をないがしろにする医療と介護に未来はあるのか？